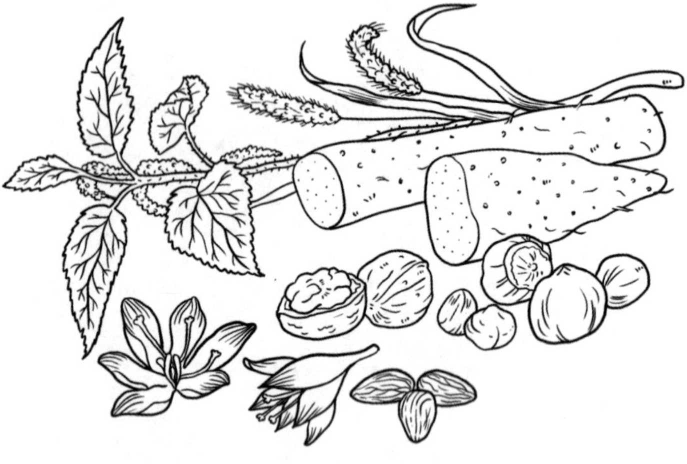

有機不老

向學文——著

優雅、無病、享天年的天然保養妙方

推薦序

方法對了，平凡食材也有神效！

——石美玲　美容教育家

健康的身體，是每一個人終身都希望能擁有的。但是從小到老，我們身處的環境，以及每天呼吸的空氣、吃到肚裡的食物、生活的不同方式，都會讓每個人呈現不同的身體狀況。因此，要擁有一生的好身體，健康保養是非常刻不容緩的事情。

學文老師在沉潛了一段時間後，再度推出巨著《有機不老》一書。這本書教了我們許多天然、健康的保養方法。幾乎每一個成功的案例都是學文老師研究的成果。

記得學文老師回臺灣定居前，在美國舊金山經營一家很大的防盜公司，公司內有許多女性員工。學文是一位非常貼心的老闆，經常用薏仁為基礎做成養生護膚的飲品給員工喝。她發現經過一段時間大家皮膚都變好了，臉上的疙疙瘩瘩慢慢消失。基於這個實例，奠定了她決心要用自然有機並無毒的材料，研發各種保健聖品推廣給國人的心願。

最難能可貴的是，學文老師所介紹的配方及各種材料，在坊間不難取得，其中不乏西方的芳香植物、藥草，還有東方的中藥食材，以及自然有機的蔬果。但你絕對意想不到，經過學文老師的調配之後，這些平凡的食材，都會產生近乎神奇的效果。

擁有《有機不老》這本書，幾乎就是擁有一位全方位的護理專家，貼心在身旁照顧！從頭皮、眼睛、皮膚、牙齒、骨骼、腸胃、手腳甚至到腦部記憶力的提升、幫助睡眠等等，都能在書中找到答案。

看學文老師的書還可以獲得許多食材的知識，所有使用上的材料，經過詳細的解析，才知道原來有這麼多不可思議的功能，就像一本活字典。

閱讀這本書，親自動手按照書中介紹的配方，調配不同的養生、健身食品、保養品，用於自己甚至家人、朋友，不但有成就感，還能讓我們真正達到「有機不老」的終極目的！

推薦序

恆久飄香

——楚雲　ＩＣ之音前臺長／《晚禱——寧靜時分》節目主持人

老，是大多數人終將親臨的生命體驗。而老與衰和弱經常並存，因此老當益壯，年邁彌堅，甚至長生不老，就成為人們欣羨和追求的境界。心不老，常透過內在心理和靈性的進昇而抵達；身不老，卻是一項逆向行進的對抗歷程，其涉及的難度更高，卻也是讓許多人興味盎然探求的目標。

學文，是認真的探訪者。在追求不老的經驗裡，她上天下地，四面八方地遍察各樣資訊和試驗，為要尋得可能的登頂之路。我不是專家，很難推斷書中論述針對不同的人，能到達何種效益。但有一點可以確定，學文的專業態度，觸發了我對她探討的內容，一一尋思，並在我的認知範圍內，試取相應的觀察。

其實，最讓我眼目一亮的，是學文提到母親，在食香四溢的廚房裡，媽媽私傳的手藝和獨門養生調配，兩代人生活全然無遮的共融，這在地如天的美好，讓學文筆下所鋪陳的食材和養生材料之外，平添許多可親的暖意！

應邀撰寫此文，是緣於多年前在我擔任電臺主管時，正值學文開始以廣播節目平臺，積極推廣飲食養生的概念和實務，爾後又接受電視節目之邀，知名日廣，且著述不斷，然而最難能可貴的是，她一貫的執著、謙和以及韌性，多年來始終未變，而這正是她不老的標記！願上帝賜福學文，前路如晨光愈照愈明！

推薦文

健康操之在己

——黎慧芝 中央廣播電台「健康知識家」主持人

第一次訪問學文，就對她專業的素養、高雅的氣質、清晰的口齒留下深刻的印象。多年來學文致力於有機領域、融會中醫理論，並且經由親身實證，提供大家確實有用的養生方式，她本人就是最好的現身說法，「健康操之在己」的實踐證明。

不僅自利也想著如何利人的學文，今年再度推出新書《有機不老》，相信讀完此書並有恆執行，大家一定都能如同作者一樣，縱使歲月一直往前進，我們的身心靈也可以一直清新、健康、安穩、充滿朝氣，圓滿地向前行！

目錄

Part 2

膚

Part 3
眼

Part 4
骨

Part 5
腸

Part 6
腦

Part 7
腿

飲食

保養

作者序

有機不老——與母親的美好約定

二十一世紀的今天，老年學或高齡學（gerontology），這是一門探討人類老化原因、身心變化及適應過程的研究科學，已然成為主流顯學、必修課。根據內政部統計，臺灣六十五歲以上老人占總人口的比率，已於二〇一八年三月達到百分之十四・〇五，正式邁入聯合國所定義的「高齡社會」（aged society）。二〇一九年九月，內政部公布「一〇七年簡易生命表」，國人平均壽命為八十・七歲，其中男性七十七・五歲、女性八十四歲，再創歷年新高，也都高於全球平均水準。

對於「老」或老之將至，我們可以選擇好好地去了解、準備，從容應對眼前這些迎面而來的生理、心理，以及整個社會環境的變化，成功的重新定義老化，活出無齡感、年輕態！正確地說，《有機不老》不是抗老、也並非怕老，而是沒有抗拒、恐懼與厭棄，欣然接受歲月帶來的豐美和智慧，安然享受生命的春夏秋冬。

關於生老病死，自己的學習和理解是：生死乃必然、老病卻不盡然。加上多年觀察的心得發現，老化是病的先兆。如果我們能夠在面對黑斑、皺紋、白髮、頭髮稀疏、牙齒脫落、視力模糊、記憶力衰退、腰膝無力等症狀的同時，好好照顧內在臟腑、以及身心健康，一定能起到預防、治未病的效果。也就是說，即使年歲增長，也能不老、無病、樂享天年。

《有機不老》這本書，緣起於一段和母親的對話。每次自己學到新的、好的保健方法或食療，最開心的就是趕快與母親共享，一塊兒商討的結論往往是：「好！我們就一起來實踐、練習，看看效果，或許也能幫助大家。」自此一一記錄和母親共同做過的各種養生和心身調理的方法，以便集結成書，分享給大家有益健康、年長而不老的妙方。

可愛的母親心態年輕又有活力，對新事物的接受度高，想法上也是保持開放、願意相信，而且執行力一流！我們從泡腳、穿多層襪、綁腿，到 poo-free、蜂蜜蛋白洗臉、自製牙粉，搭配食材及各類營養的補充，真是生活習慣的全面翻轉！十年之間，我們有好大的收穫，不僅心情好、吃得香、睡得飽，皮膚、頭髮、視力、腰膝都有明顯的進步，讓喜歡旅遊的母親和家人們開心地繞著地球跑了大半圈，留下許多美好回憶！然而，當母親篤定地說出最後心願是壽終正寢時，自己還是掙扎著想要挽留，祈求能再多幾年……

儘管知道會有那麼一天，卻永遠也無法準備好告別！千萬個不捨與哀慟，母親在子女兒孫隨侍下，於家中安詳辭世，享壽八十七歲。此刻憶及一切，感念母親一生自律、自持的良好生活習慣是最好的身教，母親為我做了最好的示範和榜樣。

長夜裡思念親恩，數次提筆、擱下，獨潸然淚下，不能竟書！看著手邊斷斷續續、停停寫寫的文稿，我記得這是和母親的約定，必當勉力完成。

即將付印之前，謹以這篇前言，作為同母親共度美好歲月的紀念，感恩能陪伴母親最後的十年。

文末，要特別感謝時報出版總編輯李采洪女士，十年來支持、陪伴並給予機會出版《有機不老》，以及《有機美人》、《有機減重》三本書，過程中付出的耐心和相信，是學文能夠完成書稿的最大力量，點滴存念在心，再次感謝！在此，也要向主編信宏、編輯瓊苹、行銷美瑤、美編行者創意團隊致意，謝謝大家，祝福滿滿。

材料分量單位

1 杯（Cup）= 250ml（cc）

1 大匙（Tbsp）= 15ml（cc）

1 茶匙（Tsp）= 5ml（cc）

Part 1

第　一　章

髮

改善掉髮、白髮、頭髮粗糙無光澤

飲食

頭髮粗糙無光澤／蕁麻葉

頭髮是身體營養狀態的直接反應，從粗糙無光澤、乾燥受損、稀疏細少、失去彈性、分叉斷裂、頭皮屑，到白髮、脫髮，都有可能在身體營養完整均衡的情況下得到改善。

不老，從頭開始。蕁麻葉，就是有效的髮寶！

春三月，草長鷹飛、萬物生發之際，想念北美加州的滿眼綠意，猶記我們穿上長袖、長褲，戴著手套，跟著藥草老師一起出外採摘最鮮嫩的蕁麻葉。蕁麻葉不僅好吃，整株都是有價值的藥草植物。春天要做的排毒淨化，就以蕁麻葉泡茶、煮味噌湯，或和牛油一起拌炒、也可做成蕁麻葉青醬，一系列如饗宴般的吃喝之後，身體清新潔淨、活力充沛。這樣的排毒方式，實在難忘！

蕁麻葉為蕁麻科、蕁麻屬，亦稱刺人蕁麻，因其葉片上小刺而得名。所以採集時須戴手套保護，還好經過乾燥後小刺就會脫落，便於沖泡蕁麻葉茶飲用。蕁麻葉公認的高營養特性，簡直可說是超級補品！它富含維生素A、B、C、D、K，礦物質如鐵、鈣、鉀、磷、鎂、鋅和胡蘿蔔素、槲皮素、蛋白質，還有大量的葉綠素。最知名的就是為孕婦、母親們補充體力，有「媽媽茶」的稱號。

蕁麻葉對於頭皮健康也有極大幫助，具清潔、收斂、平衡油脂分泌和修護強化功能。其所含抗敏物質對於乾裂、搔癢的敏感頭皮是最好的照顧，它是最天然的護髮品，能幫助毛髮生長及恢復髮色，使頭髮如絲緞般閃亮滑順。

臺灣中海拔會出現野生蕁麻葉，俗稱咬人貓（Urtica thunbergiana），跟蕁麻同屬，植株性狀類似，有硬刺，接觸不慎會產生紅疹針刺感造成蕁麻疹，不建議民眾自行摘取。

咬人貓跟本文之蕁麻並非相同植物。整個蕁麻屬約有五十幾種植物，有些甚至具有致命的毒性，使用跟接觸前，請務必確認品種不要誤用。

莎　拉
心廚房

蕁麻葉浸泡液

可飲用，或洗髮、按摩頭皮。

材　　料

1000ml的廣口瓶　1只
乾燥蕁麻葉　30g
水　700-800ml

做　　法

1. 將30g的乾燥蕁麻葉放入廣口瓶中。
2. 將水燒開後沖入瓶中，之後旋緊瓶蓋。
3. 靜置降溫、浸泡至少4個小時，最好一整個晚上。
4. 第二天，將蕁麻葉過濾後，將浸泡液裝入深色玻璃瓶中，進冰箱冷藏。

使用方法

1. 頭髮乾時，將浸泡液倒在化妝棉上沾溼頭皮後按摩，或洗髮後直接用浸泡液按摩頭皮。
2. 按摩頭皮後無需沖洗，可發揮蕁麻葉護髮的最大效果。
3. 建議隔天使用一次。

蕁麻葉茶

材　　料

乾燥蕁麻葉　2茶匙（10g）
滾水　250-300ml

做　　法

1. 備好約兩茶匙的乾燥蕁麻葉放入杯中。
2. 將250-300ml的滾沸熱水沏入杯中。
3. 浸泡約10分鐘後即可飲用。

蕁麻葉白醋生髮水

醋能萃取出更多蕁麻葉營養物質。僅適用洗髮、按摩頭皮，不可飲用。

材　料

乾燥蕁麻葉　30g
白葡萄酒醋或蘋果醋　2 杯
水　2 杯
薰衣草精油　2 滴
陶瓷鍋　1 只

Tip1 因醋的關係，不宜使用金屬鍋。

做　法

1. 將除了精油的所有食材放進陶瓷鍋內，小火慢煮 2 個小時。
2. 關火，放涼後再過濾。
3. 過濾後，滴入薰衣草精油 2 滴，蓋上瓶蓋，充分搖勻即可使用。

使用方法

1. 準備約 1 大匙蕁麻葉白醋生髮水，和 1 杯的水一起調勻後，倒入洗臉盆中。
2. 頭髮洗淨後，將頭髮浸於洗臉盆中，用生髮水按摩頭皮及浸潤髮尾。
3. 讓生髮水留在頭髮上約 10-15 分鐘後，以清水沖洗乾淨。
4. 建議每週使用 2-3 次。

提醒

❶ 蕁麻葉茶會促進乳汁分泌，因此在脹奶時就要停止飲用，避免脹痛。
❷ 蕁麻葉為草藥，如果您有服用任何藥物，飲用前請務必諮詢醫藥專業人員。
❸ 服用血液稀釋劑和降血壓藥物的人，請勿飲用。
❹ 使用蕁麻葉製作的各種保養品，建議先在手腕內側皮膚進行過敏測試，或諮詢醫藥專業人員。

飲食

掉髮／馬尾草

至少有十年，打理頭髮好簡單，只剪，不染也不燙。一次固定修剪時，向來安靜專注的髮型師突然打破沉默，驚訝地問，我最近用了什麼來保養頭髮？我也好奇為何他會有此一問，原來是二十五年來對我頭髮質量相當熟悉的他發覺，我的頭髮竟然變多了！

二〇一一年出版《有機美人：32個天然食材保養妙方》一書後，出乎意料的發現，和我一樣關心頭髮的朋友非常非常多！因此時常在各種不同主題的演講和分享結束後，開心地與大家交流，回應提問或切磋各種關於頭髮的保養細節。除了白髮以外，詢問度最高的就是髮量稀少、落髮的困擾。自己也一邊研究、蒐集，同時參考諸多讀者、朋友的實踐心得和經驗回饋，更進一步地深入瞭解這十到十二萬根的髮絲祕境。最後清楚歸結出，掉髮大多是因為髮根不固，不僅跟日常清潔、保養的習慣有關，更是與所攝取的營養有絕對關聯。

掉髮，其實是人體新陳代謝的自然現象。一般來說，夏秋換季、氣溫降低時的頭髮掉落量會較多些，而一天之中，通常在睡醒和洗髮時，比較容易看得見掉髮。所以，判斷自己掉髮是否過多，就需觀察晨起時的枕頭上、洗浴後堵塞排水孔的髮絲，只要總數範圍在五十到一百根，都算正常。

然而，隨著環境、生活、飲食等各種因素，頭皮真皮層的膠原蛋白流失，導致頭皮老化、毛囊受損，無法正常供應養分到髮根，使得原有長達五年壽命的毛髮生長期縮短，提前進入退化、靜止，造成髮根鬆動而大量脫落。因膠原蛋白減少所引起的掉髮，我們可以補充矽元素來促進體內正常製造足夠的膠原蛋白，來活化毛囊、鞏固髮根，增加髮量。

矽元素，也稱為二氧化矽，是人體不可或缺的微量元素，也是構建膠原蛋白的主成分；和半導體使用的矽材料、洗髮精添加的人工合成物質矽靈，大不相同。天然食材中的馬尾草，堪稱植物界二氧化矽含量最豐富的來源之一。

馬尾草為木賊屬植物，是多年生不開花以孢子繁殖的蕨類。遠古時期的希臘、羅馬和中醫就有記載其醫療效果和多種日常用途，是一種古老藥草。除了富含二氧化矽，馬尾草亦含有其他有益生髮的礦物質，如鎂、鈣、鐵、錳、鉀、鋅、硒等。因為馬尾草有助於強化髮質，激活頭皮血液循環，進而滋養毛囊，防止掉髮、恢復頭髮彈性、韌度及濃密，並使髮絲烏黑潤澤；所以，很多知名品牌的頭皮保養、護髮精華都含馬尾草成分。

馬尾草可在中藥房或花草茶店買到，中空有節的莖部在乾燥後，像極了小段的吸管，散發著淡淡的植物香氣。為了養髮，我一星期會喝一兩次馬尾草茶，也常用馬尾草浸泡液來洗髮、潤絲和按摩頭皮，頭皮屑和髮尾分叉的情況都確實有改善。濃密黑髮一如青春正盛，綁個馬尾，就好自然漂亮！

莎拉
心廚房

馬尾草洗髮水

馬尾草能抗菌、消炎，有效去除頭皮屑，並具有排除頭皮多餘油脂的功能，因此對於油性髮質有很好的效果。

做　　法

在洗髮精裡摻入馬尾草茶，調勻稀釋洗髮精的濃度後，即可洗髮。

馬尾草潤絲液

使用方法

1. 頭髮洗淨後，用馬尾草茶沖洗或浸濡。
2. 在頭髮上保留 15-20 分鐘，再沖洗掉即可。

馬尾草茶

材　　料

馬尾茶茶包　1 個
〔或乾燥馬尾草茶
　2 茶匙（10g）〕
熱水　250-300ml
蜂蜜　少許

做　　法

1. 將馬尾草茶包或 2 茶匙乾燥茶放入杯中。
2. 沖入 250-300ml 熱水。
3. 浸泡大約 10 分鐘之後，加入少許蜂蜜一起調勻，即可飲用。

馬尾草頭皮保養油

幫助頭皮血液循環、供應毛囊足夠養分和氧氣，使毛髮生長加速。

材　　料

初榨椰子油　2 大匙
馬尾草茶　3-4 滴

做　　法

將初榨椰子油與馬尾草茶混合，保養油即完成。

使 用 方 法

1. 用保養油按摩頭皮至少10分鐘。
2. 每週可按摩 3-4 次。

提醒

❶ 心臟或腎臟病患者，或服用心臟病藥、利尿劑者請勿飲用。
❷ 孕婦、哺乳者、孩童請勿飲用。
❸ 正在使用尼古丁貼片或口香糖戒菸者，應避免飲用。
❹ 馬尾草為藥草，如果您有服用任何藥物，飲用前請務必諮詢醫藥專業人員。
❺ 天然草本不會即時生效，需要時日逐漸養成，切勿在短期內大量飲用，以免發生不適現象。

飲食

白髮／辣木

《聖經》出埃及記中，摩西帶領以色列人過紅海，進入曠野卻遇到不能喝的苦水，摩西求告，神賜予一棵能讓水變甜的樹，正是辣木，故辣木又稱為奇蹟之樹、生命之樹。

辣木，辣木科、辣木屬，從其根部的辣味而得名，依果莢形狀也叫鼓槌樹。原產於印度喜馬拉雅山，適宜生長於熱帶和亞熱帶地區，臺灣也已成功栽植。辣木是有數千年歷史的超級能量食物，多種含量密度高的胺基酸和豐富維生素A、B群、C、D、E，礦物質如鈣、鉀、鎂、磷、鐵、銅、錳，微量元素硒、硫，以及強效的抗氧化物質，都是頭髮需要的營養。辣木的葉、花、根、豆莢、種籽均有食用價值，辣木籽油可以是烹調用油、工業用潤滑油，同時也是非常好的髮膚保養品，以抗老為主要訴求的國際知名品牌，也都標榜含有辣木籽油成分。尤其難得可貴的是，辣木籽對水源還有清潔、淨化功能。

目前在臺灣比較容易取得的是辣木葉粉，吃法很多，簡單調水、茶、湯飲用，或直接口服，也可以加在精力湯裡，亦可和入米粥、燕麥糊內，也可與麵粉調拌做成餃子、麵條等各類綠色美食。

辣木籽油含豐富植物營養素，對於乾燥、易斷裂的頭髮有很好的保溼效果。高含量的維生素，可減少脫髮、促進毛髮生長和增加髮量。充足礦物質、微量元素可恢復黑色素毛母細胞，重新長出黑髮。

自己食用辣木葉粉，外用辣木籽油按摩頭皮來護髮，效果極為明顯，不僅頭髮生長速度變快，而且新長出的都是黑髮。也注意到在前額髮際處，冒出許多毛茸茸的幼細髮絲，這可是自中學後就消失了，非常驚人！

曾經，自己幾乎滿頭白髮時，做過重金屬檢測，才知道重金屬汙染也是引起白髮的原因之一。為了做好體內淨化、排除重金屬，需要留意日常用水品質，因此辣木籽就成了我出門旅行時，隨身攜帶的淨水器。辣木籽有特別的膠凝性蛋白質，會使水中的細菌、雜質聚集，沉澱到底層，上面的水即是澄澈乾淨的好水。每一公升的水加入兩粒辣木籽的粉末，大約一個半小時即可完成淨化。將上層淨水煮沸後即可飲用。

洗髮使用除氯、無汙染的淨水，也是重要的護髮關鍵。建議可將辣木籽過濾後的水，加入熱水中來洗頭。

莎拉心廚房

辣木葉粉髮膜

辣木葉粉有消炎，抗菌的功能，搭配富含維生素E的燕麥片，有舒緩同時潔淨的功效。可照顧乾性、敏感的頭皮，解除頭皮屑、搔癢、頭髮乾澀、毛燥、打結的煩惱。

材　料

磨碎的燕麥粉　1 杯（120g）
辣木粉　2 大匙（30g）
鹽　1 杯（273g）
椰子油　1/2 杯

做　法

1. 將燕麥粉、辣木粉、鹽一起混合均勻。
2. 加入椰子油，拌成膏狀即完成。
3. 做好後，儲存在密封容器中，可保存長達 1 個月。

使用方法

1. 從髮線中慢慢揉到頭皮，無須按摩，用力不當會傷頭皮。
2. 慢慢地抹在全部頭髮上。
3. 塗敷 10-15 分鐘後，用清水沖洗乾淨。
4. 建議一週使用一次。

辣木籽按摩油

用辣木籽油按摩頭皮，可避免天天洗頭卻越洗越油的惡性循環，調理修復有頭皮屑、油脂分泌過多的頭皮，讓皮脂分泌正常，不會有難聞的頭油味。

使用方法

1. 建議在洗髮前做頭皮按摩。
2. 將辣木籽油裝入小瓶中放在熱水中隔水溫熱。以溫熱好的辣木籽油按摩頭皮，會很放鬆舒服，不會因油溫涼而覺得不適或受寒著涼。
3. 接著，用水將頭髮微微沾溼後，用溫熱好的辣木籽油按摩頭皮。
4. 手指動作輕、柔、緩慢，幫助血液循環，活化毛囊與頭皮組織，讓頭髮保持健康有彈性。
5. 用毛巾或浴帽將頭髮包起。
6. 10-15 分鐘後清洗乾淨。
7. 每週可做 2-3 次。

保養

No Poo / Poo Free 不用洗髮精

二〇一七年，澳洲雪梨的廣播主持人葛洛夫（Richard Glover）採訪馬修・帕里斯（Matthew Parris），這位自稱從二〇〇七開始，即不用洗髮精的倫敦時報專欄作家之後，決定邀請五百多位聽眾，以六週不用洗髮精來挑戰自己。結果，五百多位參與者，其中高達百分之八十六均給了正面的回饋。

No Poo / Poo Free Movement "shampoo-free" 無洗髮精的運動，風風火火地延燒至今已超過十年，影響層面愈見廣泛，實踐者也越來越多。我從二〇〇七年開始實踐，身在其中的心得是，不用洗髮精洗頭，既護髮又省錢，還能做到環保永續、珍惜資源，的確受益良多！

Poo Free 這幾年，根據不同時期的髮質做了一些調整，在此與大家分享我的體驗心得。

第一階段：只用清水洗髮

一開始，從慣用洗髮精直接轉換到只用清水洗髮，不僅心理感受極戲劇化，頭皮反應也很大。大約有三個月的過渡期，會需要一些適應和輔助來讓這個過程更順利。

天然鬃毛刷：突然停用洗髮精，剛開始會覺得頭皮油、頭髮塌，再一陣子皮脂調整分泌量減少，頭髮變乾燥，這時可以使用鬃毛刷梳頭，促進頭皮血液循環，使皮脂分泌均勻，保護頭皮、滋養髮絲。

帽子或頭巾：當頭髮見不得人的時候，很好用的造型配件。

堅持毅力：打定主意，給頭皮時間恢復，撐過去就一定能擁有健康、柔順光澤的頭髮。其實，只用溫水洗頭，真的不如想像中的恐怖，而且效果可期。

第二階段：只用潤絲精洗髮

緊跟著No Poo，迎來的是Co-Washing "conditioner washing"，不用洗髮精三個月

後，緊接著只用潤絲精洗髮。潤絲精微弱的清潔力，不會使髮絲乾燥，還能形成保護膜，便於梳理。此種溫和的清潔方式，適合厚重濃密的毛燥捲髮、過度染燙的嚴重受損髮質，或是乾敏性發炎頭皮。

第三階段：適度搭配成分自然的清潔用品

兩個月只用潤絲精洗髮後，覺得只用潤絲精洗髮會使得頭髮黏膩，每個月還是要搭配成分自然的清潔用品洗髮一到兩次，才能清除頭髮上積存的髒汙。

可以自製調理頭皮健康的護髮液體皂，也可以將剩餘的洗髮精與啤酒等比例稀釋後，直接用來洗髮，以減緩鹼性洗劑強效去皮脂的功用。

天天喝米粥的我，開始用起了含有蛋白質、澱粉、礦物質等養分的洗米水製作天然洗髮液。尤其是發酵的米泔水中，其所含有的維生素B群、C、E和肌醇更有利於吸收，修護受損頭髮表面、減少毛鱗片摩擦並恢復彈性；而所含胺基酸能強化髮根，增添髮量和光澤，讓頭髮如絲般光滑。

最後，再提供一個清潔頭髮的好方法。曾經為了自己一頭偏細的長直髮，每天都要早起辛苦地清洗，才能夠維持蓬鬆、飄逸。在使用鹽水洗頭後，欣然發現保養頭髮好簡單！一星期用鹽水洗髮兩到三次，很快就會感受到頭皮乾淨、氣味清爽、髮絲柔順輕盈。

莎拉心廚房

護髮液體皂

材料

清水　1/2 杯
洗髮精或橄欖油液體皂　1/2 杯
橄欖油　2 大匙
蜂蜜　1/4 杯
迷迭香精油　10 滴

做法

1. 鍋裡裝水，用小火加熱到約攝氏 45 度，關火。
2. 將洗髮精或橄欖油液體皂、橄欖油、蜂蜜一起加入鍋中，以打蛋器攪拌均勻。
3. 靜置放涼。
4. 倒入瓶中，滴入迷迭香精油，搖勻後即可使用。

鹽水

材　　料

溫水　1500-2000ml
天然海鹽　1 大匙（15g）

做　　法

1. 在臉盆裡放入溫水大約半滿（1500-2000ml）。
2. 加入 1 大匙的天然海鹽，溶化後即可用來洗髮。

發酵米泔水

做　　法

1. 首先要洗米，第一次淘洗的水可能有些灰塵雜質，不留。
2. 第二、三次洗米的水倒入容器貯存，室溫中靜置 24-48 小時自然發酵。夏天高溫，一天或隔夜即可完成發酵。
3. 放進冰箱，使停止發酵也便於保存。

使用方法

1. 洗髮前，將發酵洗米水和溫水以 1:12 的比例兌好，倒入臉盆內。
2. 以米泔水清洗頭髮。

保養

蠶絲髮帽、枕巾、枕套

睡美人一頭美麗的大波浪捲髮，是不是也睡天然蠶絲枕套呢？晨起，枕上的落髮、乾燥難梳理的雞窩頭，關鍵都在昨晚使用的枕巾、枕套。原來，睡好美容覺的祕密武器，就在百分之百的天然蠶絲，善用每天七到八小時的睡眠時間，讓頭皮、毛髮得到最溫柔完全的保養。

天然蠶絲對頭髮的好處

❶天然蠶絲的纖維緊密滑順，非其他紡織品所能相比。可以減少夜晚睡眠時對頭髮的摩擦，頭髮不再分叉斷裂，也不會有因拉扯造成的髮根鬆動。

❷天然蠶絲能完整維持頭皮分泌的皮脂或是塗抹髮絲上的護髮保養品，使頭髮得到滋養潤澤，對於髮質毛燥、易打結的捲髮特別有益。

❸天然蠶絲是蠶寶寶吃桑葉、吐絲結繭後，從蠶繭中抽取的天然蛋白質纖維，相較於棉花、聚酯化纖和人造絲，沒有大量農藥殘留和石化合成物的耽慮。貼身接觸，不會引起頭皮過敏、搔癢、發炎、頭皮屑多，甚或大量掉髮等困擾。

❹天然蠶絲具保溼因子，能鎖住髮絲水分、防止乾燥、靜電，使頭髮柔軟、有光澤，長效維持髮型的捲度和蓬鬆度。

❺天然蠶絲透氣、涼爽，頭皮毛孔能呼吸順暢，不會感到悶熱、出汗，頭油味很重。

❻天然蠶絲富含人體所需胺基酸，柔軟滑順的親膚特質，即使側睡或翻身，都不會在臉上、頭部留下壓痕、皺紋。

蠶絲枕套的替換做法

原是自古即有的頂級不老養生術，穿戴蠶絲，真是好令人心動！在還沒來得及採購蠶絲枕套前，我們可以有兩個便巧的做法。

❶將純蠶絲的圍巾，鋪墊在枕頭上，當做枕巾用。

❷也可以在就寢前，洗淨頭髮、完全吹乾後，把頭髮由後腦、頸部開始往前梳順，

然後拿蠶絲巾把頭髮包束起來，固定在頭頂上，像戴髮帽保護頭髮一樣。特別是長頭髮，尤其好用。

天然蠶絲的清洗

蠶絲枕套的清洗，就和貼身衣物一樣，用冷水、溫和的洗劑，輕輕手洗後晾乾。如果用洗衣機，記得將枕套由內向外翻面，裝進洗衣袋內，避免洗滌時與其他衣料摩擦，讓接觸頭髮的正面維持光滑。洗好後，一樣懸掛晾乾，不要烘乾。

蠶絲枕套的效果真是顯而易見，想起以前，每天起床一頭亂髮像是戴了一頂脫線的毛線帽似的亂翹、打結，得花好多時間梳理，邊趕時間邊拉扯，總是滿頭大汗地看著地上落髮，哭笑不得。現在，連出門旅行，我都會確認行李箱裡帶著蠶絲枕套，再不折磨頭髮了！

迷上了百分之百的天然蠶絲枕套後，身邊好友也加入體驗，各種生髮、黑髮的好消息不斷。一位深受禿髮、頭油、頭汗多困擾的長輩，必須隨身攜帶毛巾勤擦拭。實際感受天然蠶絲枕套的好處後，靈機一動地將毛巾換成蠶絲巾，不僅頭部的皮脂、汗腺的分泌得以控制，頭頂也開始長出細密柔軟的毛髮。更有朋友在使用了蠶絲枕套後，連接睫毛的維持期都延長了！算一算，每天投資八小時給自己做蠶絲保養，髮膚恢復年輕，這才真的是連睡覺都在保養啊！

保養

梳頭

自己曾經是個怕梳頭的人，理由是梳頭好痛！早上出門時間太趕，頭髮毛燥打結，沒法耐著性子慢慢梳，索性不理。也因為好不容易燙捲的頭髮禁不住拉扯，竟變成掉髮過多，更不敢梳，沒想到頭髮反而有更多打結，也因頭皮血液循環不好，造成頭髮斷裂、髮質變差。學到教訓才知道，不梳頭是弊大於利的錯誤示範。

其實，梳頭是最簡單有效，保養頭髮健康的方法。古人蓄髮，又不便經常洗頭，梳頭就像乾洗髮，有清潔、保養的雙重效果。一如黃帝內經所言：「一日三篦、髮鬚稠密。」最為人知曉的例子，就是慈禧太后每天早晚都用一種梳齒特別細密的小梳子——篦子來梳頭，直至古稀之年，仍是一頭黑亮秀髮，可見，梳頭對頭髮的確有許多好處。

養生抗老、逆齡回春的第一個訣竅就是：髮宜常梳。養成每天早晚固定十分鐘梳頭的好習慣。不僅使精神提振，髮絲整齊柔順，也能擁有一夜好眠。

夜晚睡前用手指梳頭，還能夠活化副交感神經，消除疲勞、放鬆情緒並且提高睡眠品質。

梳頭對頭髮健康，絕對有益。祝福大家都順髮順發、常梳常福！

梳頭對頭髮的好處

❶梳頭可潔淨頭髮，去除頭皮、髮絲上的灰塵、皮屑、油脂、汗水等髒汙。

❷促進血液循環，增加養分和氧氣的輸送，活化毛囊、穩固髮根。

❸調節皮脂分泌，減少頭皮屑、使頭髮有光澤。

❹可以生髮、黑髮、改善髮質。

❺去除靜電，避免頭髮打結、斷裂受損。

梳子的選擇

❶最好選擇以天然材質製成的梳子，如木梳子、動物角梳子或鬃毛梳子都很好。

❷ 以按摩梳按摩頭皮，建議選用木製梳齒、天然橡膠氣墊、梳齒圓鈍、梳齒間距大的寬扁梳子，才能梳到髮根深處，又不傷到頭皮。

❸ 以手指梳頭，利用柔軟、有溫度的十指前端和指腹，直接撫觸頭皮，透過輕敲或揉按的動作，疏通血脈經絡，改善頭皮末梢神經的循環，有助頭髮生長。注意指甲修剪，避免抓傷頭皮。

梳頭的方法

1 ›

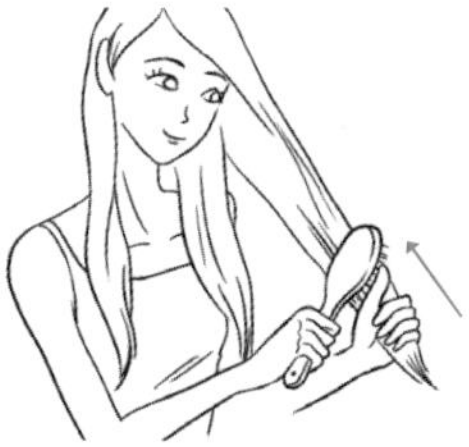

不論髮量多少、髮質好壞，各種長、短、直、捲髮，梳頭最重要的關鍵，就是一開始，一定要從髮尾末梢開始梳。先把打結的部分梳開、梳順，才能從頭頂由上往下梳。若直接由上往下梳，稍有打結，一拉扯就會斷裂或脫落。

2 ›

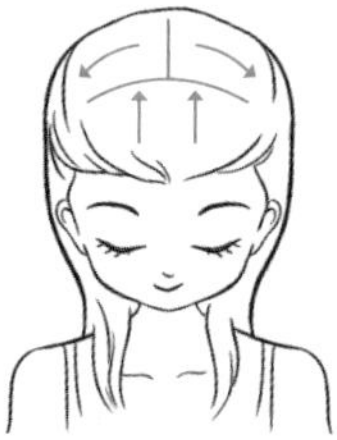

將打結梳開後，把頭髮大致分成中間、左、右兩側的三個區塊。從中間前額、頭頂開始往後梳，再由上往下梳兩邊頭髮。梳頭時動作要慢，不要用力拉扯。

3 ›

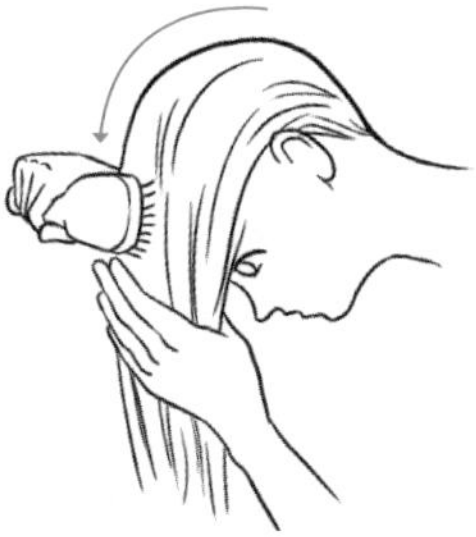

然後再將身體前傾，從後頸髮根處順著髮流往下梳。

4 ›

梳頭時力度適中的接觸頭皮，刺激毛囊新陳代謝，保持髮根健康，促進生髮。皮脂分泌旺盛的油性髮質，力度要放輕，以免皮脂分泌過多。

手指梳頭按摩

1 > 先用指端輕敲整個頭部。

2 > 將雙手五指打開，分別由前額、髮際、耳後、頸部向頭頂集中。

3 > 儘量用整個手掌貼住頭皮，用指腹按摩頭皮。

4 > 在頭頂部位按壓、輕揉。

5 > 如此重複多次，直到頭皮微熱、放鬆即可。

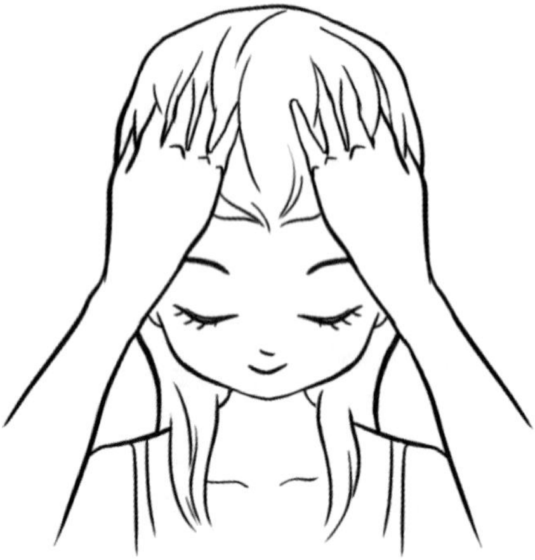

提醒

❶ 梳子是個人衛生用品，不宜借用，以防皮膚病傳染。
❷ 溼髮時不梳頭，以免導致脫髮、頭髮分叉、斷裂。
❸ 頭皮敏感、搔癢、有傷口時，以手指代替梳子，或暫停梳頭。

Part 2

第　二　章

膚

改善老人斑、體味、皺紋

飲食

老人斑／山藥

年屆不惑之後，身邊接觸的朋友、保養品、食材，竟都奇妙的和山藥有關係！究其因，山藥乃「神仙之食」，有助青春不老、皮膚白嫩有彈性。

山藥，也稱淮山，是薯蕷科薯蕷屬，多年生蔓性草本植物的地下塊莖。具高營養、低熱量的山藥，主要由複合式碳水化合物和可溶性膳食纖維組成。且含多種維生素A、C、E，是維生素B群、核黃素、葉酸、泛酸和菸酸，以及礦物質銅、鉀、鐵、錳、鎂、鈣和磷的優質來源。

四十歲，好像是個巔峰，似乎一旦攻頂，就得準備走下坡。然而，我堅信有另一種可能；也可以是進入高原期，一路保持健康的良好狀態！即使是我們在意的皮膚暗沉、臉色不均勻，兩頰、手臂上的老人斑，自然都會找到相應的調理和改善方式。

印象中清晰記得，長夏溽暑天，媽媽都會給食慾差、不思飲食的我們煮鍋四臣湯，還總是叮嚀著多吃幾塊山藥，才不會變成面黃肌瘦，乾癟扁平的樣子。媽媽口中的山藥，是脾肺雙補，使氣血充足，皮膚光滑細緻、白裡透紅的好食物。

一直習慣以中藥材淮山、乾山藥片（晒乾的山藥切片）來做料理的我，對於初次在日本超市買到新鮮山藥，削皮時出現的黏糊糊、滑溜溜的汁液，感到好奇！湊巧，一九九九年，ABC新聞電視臺華裔主播宗毓華（Connie Chung）走訪日本長壽村欘原（Yuzurihara）的專集報導中，介紹當地居民都以自家種植的這類有著黏滑液體的地下塊莖食物為主食，耄耋老人們個個不僅精神矍鑠、身形健朗，皮膚更是白細、光滑得讓人看不出年歲。

原來山藥分泌的特殊黏液是由蛋白質、甘露聚醣構成，並有多種活性物質如薯蕷皂苷、尿囊素等成分，更加強抗氧化回春效果，促進膠原蛋白生成，及保持溼度、彈性，有助肌膚新陳代謝和美白。

山藥的種類很多，有塊狀、長條形，以及白、紅、紫各種顏色，全年都可吃到不同品種的山藥。購買時，挑選外皮完整，大小粗細均勻。若已切開，則注意橫切面的黏液和顏色，肉質應為白色、微溼有一層薄薄的黏液，以確保新鮮。很重要的是，在清洗山藥、去皮、切塊時，請戴上手套，避免手部皮膚接觸植物鹼，產生過敏與不適。種植山藥的農友許太太傳授保存山藥的妙招，山藥買回後，儘快削皮、切塊，然後用鹽水浸洗一下、瀝乾多餘水分，再依食用量分裝、存放冷凍庫。如此可保新鮮，口感綿細，料理時無須解凍，直接放入滾沸湯鍋即可。

美味養生的山藥，烹飪方法更是多樣！生熟皆可，涼拌、蒸、炒、煮、燉，甚至烤，都是好選擇。亦可調拌麵粉，製作成麵條、饅頭、包子，或與紅棗、豆沙一起做成甜點餡料，是甜鹹都適宜的好食材。

幾乎是開始關注更年期保養的同時，發現歐、美、日、韓各大品牌都在熟齡肌的護膚品中添加山藥成分，強調保溼、美白，力抗蠟黃臉色、老人斑。於是，自己也跟上潮流，敷著山藥面膜，感受一下五十歲也有水嫩亮白肌的神奇！

山藥優格面膜

改善肌膚粗糙暗沉、去角質。

材　　料

山藥與優格　兩者等量1:1

做　　法

1. 山藥切丁。
2. 加水煮沸之後，以小火續煮20-30分鐘，靜置放涼。
3. 將山藥壓碎成泥。
4. 拌入優格成糊狀，如此即完成。

使用方法

1. 塗抹全臉，包括眼部四周和頸部。
2. 30分鐘後洗淨。

山藥蜂蜜面膜

保溼美白。

材　　料

山藥與蜂蜜　兩者等量1:1

做　　法

1. 山藥切丁。
2. 加水煮沸之後，以小火續煮20-30分鐘，靜置放涼。
3. 將山藥壓碎成泥。
4. 拌入蜂蜜成糊狀，如此即完成。

Tip1 山藥含有植物鹼，製作面膜前需用滾水煮熟，否則會造成皮膚過敏。

使用方法

1. 塗抹全臉，包括眼部四周和頸部。
2. 約30分鐘後洗淨。

提醒　山藥滋潤補養，食用還是要適度，別過量。特別是血糖和內分泌失調的人，請參照醫囑食用。

飲食

老人體味／葛粉

小時候的連續劇《香妃》，主題曲唱著「玉容未相見，襲人有異香」，至今記憶猶新！近日追看《羋月傳》，劇中楚懷王因身有異味而猜疑自卑，導致舉措失當，最終失去江山。

不禁深思，人體構造盡都相同，但是為什麼人的體味，有的是暗香浮動，有的卻令人掩鼻避走？根據研究，人的體味與新陳代謝有關，是由汗液、皮脂、排泄物、呼吸氣息等多種分泌物和細菌混合而成的氣味分子。因此會受到飲食、腸胃消化、個人情緒和衛生習慣的影響。也就是說，除了老人味、男人味、女人味、乳臭味，我們還可以主動做出改變，擁有清新乾淨的體味！

老人味，日語譯作「加齡臭」，主因就是新陳代謝減緩，皮脂中的脂肪酸氧化反應後生成2-壬烯醛（2-Nonenal）物質，通常在頭皮、耳後、頸背、前胸、腋下處較為明顯。

自己和身邊的許多長輩親友討論，大家一致認為，同時透過飲食調整並配合身體外部的洗浴保養，可達到極大的改善。

透過徹底清洗、吹乾頭髮，勤換乾淨衣服、以及接觸皮膚使用的浴巾、枕巾、被套、床單等，能夠大幅減少異味。在飲食方面，營養學家實驗證明，鎂和體味產生有著密切的關係，鎂是人體三百多種酵素啟動生化反應的催化劑，能平衡腸道菌群、預防便祕、有效穩定情緒，維持生理機能和新陳代謝正常。這種能夠有效抑制人體特殊氣味的微量元素，普遍在深綠色葉菜、堅果、豆類、五穀雜糧、地下根莖類和各式海藻，以及充滿益菌的發酵食物中常見。這其中，有一種對於老人體味具有內外雙效的優質食材——葛粉（arrowroot powder），值得多加利用。

葛根，竹芋科、竹芋屬，原產於中南美洲、非洲等熱帶雨林地區，為多年生草本植物，又稱葛鬱金、粉薯或竹芋。食用的部位是富含澱粉的地下根莖，由於生鮮狀態的保存不易，多經磨碎、水洗、日晒等工序製成葛粉。葛根在臺灣南部也有種植，因此葛粉的購買取得極為方便。

葛粉富含維生素、礦物質，並有大量膳食纖維，不僅全營養、低熱量、高飽足感，且不含麩質，蛋白質成分比其他食用澱粉高，非常適合用來取代麵粉烘焙糕餅點心，減少對麩質敏感所引起腸道失調的異味。其維生素B群含量豐富，也是銅、鐵、錳、磷、鎂、鋅、硒等必需礦物質和微量元素的優質來源。

日常飲食可直接將葛粉——天然的增稠劑，加入湯品、滷汁或飲料中勾芡，亦可在製作果醬時調拌葛粉，都是很好又方便的攝取方式。在個人衛生習慣方面，可利用葛粉細緻粉末的吸汗功效，搭配有除臭效果的小蘇打粉，與抗菌功效的椰子油，自製成保持局部乾爽、消除異味的體香膏。

莎　拉
心廚房

葛粉體香膏

保持局部乾爽、消除異味。

材　料

葛粉　1/4 杯
小蘇打粉　1/4 杯
椰子油　4 大匙
精油　20-25 滴

Tip1 若對小蘇打有過敏現象，請將分量減半或移除，改用矽藻土取代。

Tip2 椰子油於冬天或室溫低於攝氏 25 度時會凝固，要先將椰子油以隔水加熱方式融為液態。

Tip3 絲柏、薰衣草、迷迭香、鼠尾草、茶樹等精油均可，請依自己喜好選擇。

做　法

1. 先將等量的葛粉、小蘇打粉混合均勻。
2. 把椰子油倒入葛粉和小蘇打粉中。
3. 攪拌均勻後，滴入精油。
4. 裝入適合隨身攜帶的容器。

使用方法

每次使用量僅需少許，均勻塗抹於需要的部位。

飲食

除皺／白花椰菜

這些不請自來，偷偷爬上眼尾、嘴唇、脖子、雙手上的線條，不只洩漏年齡，也是來自肌膚的求救訊號。膠原蛋白隨著年齡流失，導致肌膚失去彈性而鬆弛、下垂，皺紋是身體在提醒我們，需要開始加強滋潤保溼。存在於肌膚真皮層的膠原蛋白，是人體細胞間互相連接的膠狀蛋白質，提供固定、支持和保護細胞的功能，可使皮膚緊緻、有光澤，增加肌膚保水度，也有強化毛髮的功效。

市面上各種膠原蛋白保養品，吃喝、塗抹、敷用……多到令人難以選擇。其實，有效促進體內膠原蛋白生成，最重要的就是必須補足大量的原料——維生素C，因為維生素C是形成膠原蛋白不可或缺的輔酶。白花椰菜含有大量維生素C和微量元素硒，能幫助人體產生膠原蛋白，滋潤保溼肌膚，也很適合自製成除皺面膜，使臉部肌膚水嫩、消除細紋，修復、預防皺紋的效果很好。

我從小就對白花椰菜情有獨鍾，只要飯桌上出現這道菜，一定會食慾大開！白花椰菜低卡高纖、營養充分，富含維生素B群、葉酸、菸鹼酸，維生素C、K，以及蛋白質和礦物質鈣、錳、磷、鎂、鋅、硒，尤其是其中的植化素——蘿蔔硫素，可啟動體內抗氧化物——穀胱甘肽生成，有助排毒及減少自由基，進而保護皮膚細胞、除皺抗老，有助養顏美容。

類屬十字花科甘藍家族的白花椰菜，耐低溫，為全年皆有、冬季產量佳的蔬菜。花椰菜的食用部分，是由好多含苞待放的花蕾所組成的球形花序。挑選花椰菜以花球完整緊密、色澤乳白，莖葉新鮮翠綠最佳。

花椰菜的清洗方法為，整棵花椰菜先浸入鹽水中約五到十分鐘，將藏身於花梗莖節間的小蟲或殘留的農藥清除出來。接著切成小塊以流水沖洗，徹底洗淨。

白花椰菜的吃法很多，鮮食、熱炒、焗烤、煮湯都適宜。印象特別深刻的就是在沙拉吧生吃白花椰菜的經驗，非常的脆口清甜，帶有一股淡淡的香氣。單吃或與其他蔬果、醬汁搭配，都是美味的沙拉好菜！白花椰菜燉飯、焗烤白花椰菜、白花椰菜泥都是美味方便的白花椰菜料理，自己最喜歡的則是做法簡單的白花椰菜濃湯，口感綿密、好吃又有飽足感，是同時維持身材、美麗肌膚的首選。

莎拉心廚房

白花椰菜湯

食材

花椰菜　1 顆
洋蔥　半顆
胡蘿蔔　半條
大芹菜　2 大片
洋香菜末（parsley）　適量
高湯或清水　1500-2000ml
椰子油　適量
月桂葉（bay leaf）　1-2 片
鹽　適量

準備

花椰菜　切碎塊（花與梗分開）
洋蔥　切碎末
胡蘿蔔　切碎末
大芹菜　切碎末

做法

1. 在湯鍋裡，先用椰子油炒香洋蔥。
2. 加入胡蘿蔔末、大芹菜末，炒約 5 分鐘。
3. 倒入花椰菜碎塊（先下梗，再下花），一起拌炒 5 分鐘，全部一起均勻拌炒。
4. 轉小火，加蓋，煮 15 分鐘。
5. 15 分鐘後，可加入高湯或清水約 1500-2000ml。
6. 撒入洋香菜末。
7. 煮開後，轉小火，繼續煮至自己喜歡的濃稠度。
8. 盛入大湯碗，可放 1-2 片月桂葉及適量的鹽調味。

※ 若喜歡濃湯口味，則可在第 5 步驟時，另外準備濃湯的部分，做法請見下一頁。

濃湯做法

濃湯食材

椰子油或奶油　2-4 大匙
椰奶或全脂牛奶　2 杯
馬鈴薯泥或麵粉　6 大匙

做法

1. 用另一湯鍋，放入 2-4 大匙的椰子油或奶油加熱。
2. 倒 2 杯椰奶或全脂牛奶，和 6 大匙馬鈴薯泥或麵粉一起調拌均勻。
3. 將調拌均勻的第 2 步驟倒入湯鍋中，和熱椰子油一起拌勻，呈乳白色濃湯。
4. 當「白花椰菜湯」第 4 階段的白花椰菜煮好時，將乳白濃湯以及清水或高湯加入，並撒入洋香菜末，攪拌均勻。
5. 煮開後，繼續再煮 10 分鐘，如此所有蔬菜都會很好吃。
6. 盛入大湯碗，可放 1-2 片月桂葉及適量的鹽調味。

更詳細的白花椰菜濃湯做法，請掃 QR code 看教學影片。

建議

白花椰菜濃湯的口感、濃稠度，會因是否加入乳酪、牛奶、麵粉、馬鈴薯泥，以及有無使用食物調理機、攪拌器，而有不同呈現，可依個人喜好作調整。

白花椰菜泥

食　材

白花椰菜　1 顆（約 1 斤 600g）
洋蔥　1 個
蒜頭　4-6 瓣
椰子油　適量
月桂葉　2-3 片
水　1000ml
黑胡椒　少許
鹽　少許

準　備

1. 白花椰菜　切小塊備用
2. 洋蔥　切碎末備用
3. 蒜頭　切碎末備用

做　法

1. 先熱鍋，放入椰子油，待油熱後，炒香洋蔥末、蒜末。
2. 倒入白花椰菜碎塊，一起拌炒約 5 分鐘。
3. 鍋內加水約 1000ml 煮花椰菜。
4. 月桂葉置入鍋中，加蓋，煮 15 分鐘。
5. 取出月桂葉，花椰菜連湯汁一起倒入食物處理機中，打成泥狀。
6. 將白花椰菜泥再回鍋煮沸，加上鹽、黑胡椒調味。
7. 熄火，盛盤，上桌前在盤中放入月桂葉，增加香氣更好吃。

白花椰菜除皺面膜 + 焗烤白花椰菜泥

茶花籽油具高達近85%的油酸，與皮脂相合，能有效保溼除皺，其與白花椰菜泥混拌成的面膜，是一道可以吃的保養品。

材　料

花椰菜　1 顆（約 1 斤 600g）
茶花籽油　15ml
奶油　30g
高湯或牛奶　200ml
乳酪絲　120g
鹽　少許
黑胡椒　少許

準　備

白花椰菜　切塊備用

白花椰菜面膜做法

1. 將一半的白花椰菜放進食物處理機中，打成泥狀。
2. 取出白花椰菜泥，與茶花籽油一起拌勻，面膜即完成。

焗烤白花椰菜泥做法

1. 將上述步驟 2 的白花椰菜泥調入高湯或牛奶，蒸 3-5 分鐘使熟軟。
2. 另一半的白花椰菜切塊，以煮沸的鹽水汆燙 3 分鐘，保持嫩綠乳白，不發黃。
3. 蒸熟的白花椰菜泥，以鹽、黑胡椒調味後，和白花椰菜切塊一起拌勻，倒入烤盤。
4. 白花椰菜上面鋪滿乳酪絲，烤箱以 200 度預熱 10 分鐘後烤 10-15 分鐘。
5. 取出即可享用。

提醒　有甲狀腺疾病患者，請謹慎適量食用白花椰菜，或請教醫護人員。

保養

植物油卸妝

白皙透亮的好膚色，顯現出由內而外的健康，以及煥發的青春光彩！這句話出自我的藥草老師，一位享受陽光、親近大自然，長年在戶外採集植物的老師，出人意料的是，她竟沒有晒成全身栗色，也沒有在肩、頸、手臂晒出滿滿的斑，而是位保養得宜的粉嫩白美人！請教其祕訣，老師總歸功於每天卸妝乾淨的好習慣！

常有人問起：沒有化妝，需要卸妝嗎？根據皮膚科醫師的建議，只要是有顏色的、具有修飾膚色功能的產品，如防晒乳、隔離霜，或彩妝如粉底、蜜粉、口紅、眼線、眼影、睫毛膏、腮紅等，不論濃淡，都要卸妝。綜合以上老師的經驗和醫師的意見，歸納出：好膚質的養成始於清潔，卸妝就是皮膚白淨的關鍵。因此，正確的卸妝方式，格外受到大家的關切。

根據研究和統計，相較於卸妝水、卸妝凝膠、卸妝乳、卸妝棉等產品，卸妝油是其中較溫和、不刺激，沒有傷害的選擇。主要是因為粉底、彩妝產品本身都含有油脂，再混合上肌膚的汗水、皮脂和空氣中的塵垢，更是需要好油才能溶解毛孔內的髒汙，徹底清除乾淨。至於卸妝油的種類，則是天然冷壓的植物油絕對優於礦物油。

講究卸妝重要性的同時，藥草老師曾說過：斑，是日積月累慢慢形成的黑色素沉澱。如果我們能在皮膚受到紫外線、飲食、內分泌、壓力等因素影響之前，先做好及時防護，或在受到刺激之後，即刻修復，逆轉再生，皮膚一定非常清白乾淨！老師推薦的自調植物油卸妝配方，乃是來自首先發現反式脂肪對人體健康有負面影響的美國營養學博士、油脂生化學專家——瑪麗．埃尼格博士（Dr. Mary Enig）所研發，結合了椰子油、芝麻油、橄欖油三種植物好油，能有效提升人體免疫力的Triple Oil Blend三合一油配方，適合熱炒、拌生菜沙拉，或調製美乃滋醬更是好吃！奇妙的是，這款調油，用在卸妝的效果也是一流！

椰子油抗真菌、酵母菌、病毒的特性，能夠減少皮膚受到感染和刺激。以及其洗滌劑的作用，可有效卸除防水眼線、眼影、睫毛膏，和油、蠟混合的厚重彩妝。

芝麻油具強力吸附功能，可排除、淨化彩妝品中可能存在的毒素和重金屬。並含有豐富的維生素A、B群和E，以及有益皮膚的礦物質鈣、磷、鎂，微量元素銅、鋅，有助於皮膚的健康、滋養與保溼。芝麻油還有天然防晒功能，也能減少日晒後紫外線造成的晒傷、變黑和其他損害。

橄欖油能迅速補充皮膚需要的抗氧化劑，含有豐富維生素C能阻絕黑色素形成，促進膠原蛋白產生，保持肌膚彈性、柔軟，其所含維生素E則使皮膚不受自由基破壞，延遲老化，抑制色斑、老人斑。

這簡直是鐵三角的組合！

以單純、溫和的油卸妝後，皮膚的感覺是乾淨不緊繃，不紅、癢、脫屑、起疹子。卸妝是身心同在的保養，卸下面具和重擔，恢復天然的皮膚會愈見光潔緊緻。

植物卸妝油

做法

取出等量的椰子油、芝麻油、橄欖油，混合均勻後即可使用。

使用方法

1. 卸妝時，在掌心倒入約 50 元硬幣大小的油量。
2. 在臉上輕輕按摩滑動。
3. 用面紙將殘妝油漬吸拭乾淨，再重複一次到面紙沒有殘留化妝品顏色。
4. 之後進行下一步的蛋白清潔（見下一篇）。

保養

蜂蜜、蛋白潔顏

走進廚房以天然食材護膚，像是啟動骨牌效應一樣，現在面對日用保養品的第一個反應，竟是除了購買市售瓶瓶罐罐之外，是否有其他更好的選項？

猶記當年青春正盛，憧憬著白淨光滑的膚質，以為洗臉就是熱水、肥皂加上毛巾搓，否則無以除「垢」務盡！結果，洗出一張薄如縐紋紙，乾燥、鬆弛的老臉皮，才知道自己用力洗掉的是含有天然保溼因子的角質層，以及由汗液、皮脂組成的微酸性皮脂膜，這些都是健康皮膚的防護基礎。自作自受之後，想起具有清潔效用的雞蛋白，其中豐富的蛋白質正是皮膚修復再生的必備原料。

就此展開我晨起以蜂蜜潔顏，睡前用蛋白清潔的生活。

晨起蜂蜜潔顏

晨起以蜂蜜潔顏，是因蜂蜜能滋潤皮膚角質層，是一種天然保溼劑，其良好的鎖水效果有助改善皺紋和臉部乾燥、減少小細紋的產生，讓臉蛋的光潔飽滿更持久。

自古，羅馬和埃及人即懂得利用蜂蜜的抗氧化成分來清潔和收緊皮膚，減少皺紋。呈微酸性的蜂蜜同時具有黏性和稠度，可為皮膚抗菌、增加溼度、形成保護層，減少外在環境的影響或感染。

蜂蜜洗臉不僅簡單方便，而且洗完肌膚無緊繃感、毛孔潔白細膩，上妝容易、妝容自然、不浮粉。

睡前蛋白清潔

夜晚，因為累積了整日的塵垢與殘妝，所以需要用清潔效果較佳的蛋白來潔顏。

透明凝膠狀的雞蛋白，可分為包在蛋黃周圍的厚蛋白，和較靠近蛋殼的水狀稀蛋白。我們洗臉選用的是厚蛋白。呈微鹼性的新鮮雞蛋，蛋白中所含的溶菌酶、硫化物、胺基酸等成分，可消炎、抗菌、保溼、去角質，潔淨後的皮膚觸感柔細，粉刺、青春痘消失無蹤。當然，最令人滿意的就是，不論深刻的表情紋還是乾燥引起的小細紋，都被一一擺平，服貼了！

打理好肌膚，從慎選清潔方式開始。先用自己調配的植物油卸妝，徹底清除殘妝、汙垢之後，再以蛋白清洗，即可感受到清潔溜溜、光潤緊緻的好膚質。

自從在夜間睡前以蛋白洗臉之後，皮膚就再也沒有因為過度清潔而引起的發癢起皺，取而代之的是滑潤有彈力的觸感！

一幫好友相聚，喜不自禁的互相分享蛋白、蜂蜜洗臉的心得，都感覺到清新水嫩、年輕了好幾歲！自己亦深有同感，尤其是近日長途旅行後，更是感到這兩項食材非常容易取得，走到哪兒都不難找到當地的新鮮來源，實在是好！

蜂蜜潔顏步驟

1 >

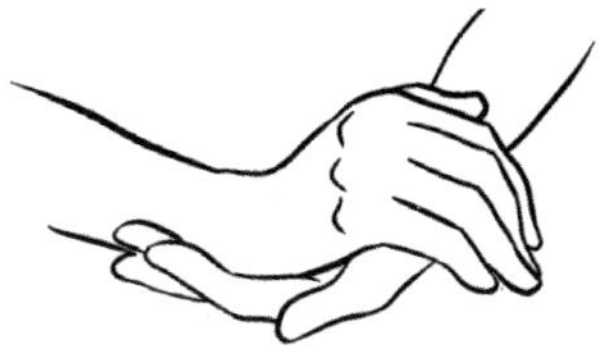

洗臉時，可先用溫涼水溼潤臉部，或直接倒出適量蜂蜜於手掌心，雙掌互相揉壓，使蜂蜜均勻分布於雙手掌心。

2 >

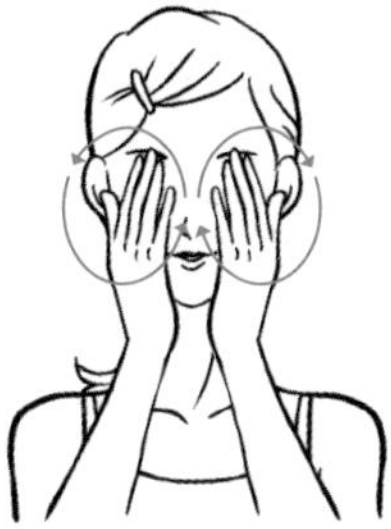

雙手微彎地包覆住臉部，輕輕撫摸按壓，如果感覺蜂蜜太稠，可用指尖沾取少許的水分，以向上、向外的方向打圈按摩。

3 >

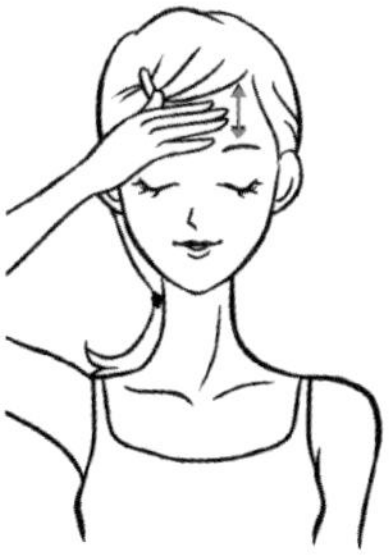

針對額頭的抬頭紋作垂直按摩撫平橫紋。

4 >

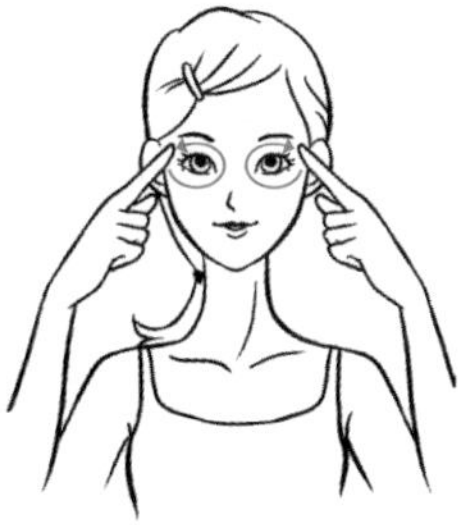

眼角魚尾紋處，用雙手食指腹畫圈作眼周環狀按摩。

5 ›

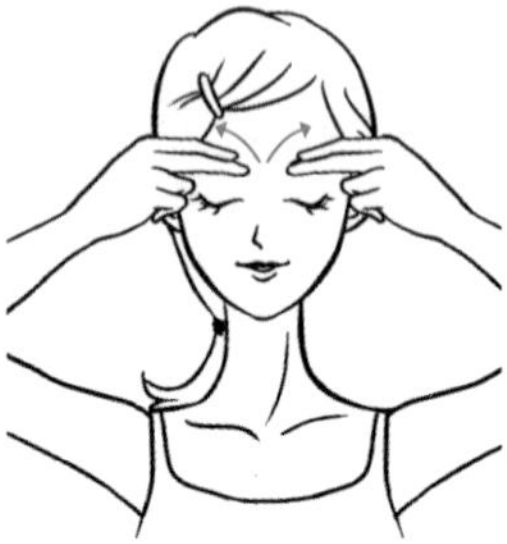

眉心川字紋，以中指和食指由眉間向上往兩側拉開。

6 ›

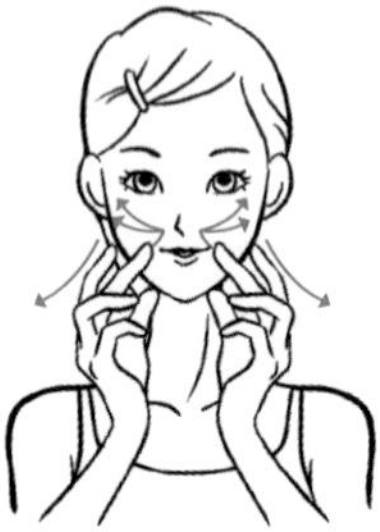

鼻冀兩側法令紋和嘴角的木偶紋，雙手輕托住下顎，中指由嘴角到鼻翼上推，往左右滑推至耳前，中指與食指分別在耳前、耳後，下滑至頸部鎖骨。

7 › 讓蜂蜜在臉上停留 10-15 分鐘，效果更好。

8 › 最後用清水洗淨，即完成晨間潔顏程序。

蛋白潔顏步驟

1 > 先將蛋白取出，裝在有蓋容器中，以便存放於冰箱保鮮。

2 > 可用打蛋器或直接用手指將新鮮的厚蛋白捏散，倒出適量在掌心。

3 > 稍微彎腰低頭，靠近洗臉盆，手掌貼臉，將蛋白在臉上塗開。

4 > 雙手輕柔地用蛋白按摩全臉，注意臉頰兩側、嘴角、鼻翼、眼尾、髮際處都要均勻滑動，清除毛孔髒汙。

5 > 像敷面膜似地，讓蛋白在臉上停留約 3-5 分鐘。

6 > 以溫涼水（約攝氏 30-35 度）多沖洗幾次，直到乾淨。

7 > 絲質面巾輕輕按壓，吸除臉上多餘水分即可。

提醒

❶ 為保新鮮，一次只取一顆雞蛋白，若沒用完，務必密封蓋好，放冰箱冷藏。
❷ 初次使用蛋白洗臉，請先在手肘內側測試，是否紅癢過敏。若洗臉過程中感覺不適，立刻以清水洗淨。
❸ 從冰箱取出的蛋白，若出現泡沫，可能已不新鮮，建議更換新鮮蛋白液。
❹ 洗臉用的絲質面巾，一定要每天更換或者用完後要徹底清潔，以免殘留蛋白造成汙染，引起皮膚過敏。

保養

純露除體味

陪同母親出遊，母親的好膚質總是備受周遭人的讚美，若再接著知道我不是孫輩，都會激動地問：母女倆是不是天天敷臉呀！?可見，臺灣女孩勤敷面膜的熱情，真是出了名的喲！

的確，敷臉有助潤膚養顏。自己最常做的就是全臉噴灑純露，輕拍後加上用純露浸濡的面膜紙溼敷，簡單又有效。純露，也有人稱為花水，是在萃取植物精油的蒸餾過程中，所收集到含微量精油和水溶性花草精華的液體。純露呈微酸性，有助肌膚恢復健康的弱酸性，且能迅速補水、保溼，收縮毛孔使肌膚更細嫩、有彈性，對於美白、抗老也有顯著功效！

純露的種類很多，功能也多，真是非常好用！除了單純溼敷，還能以純露調和面膜粉，更使效果加倍。當作化妝水，容易上妝也可定妝。外出時，遇到豔陽高照、蚊蟲叮咬、環境過敏所引起的皮膚紅熱乾癢，或是感到疲累時，都能使用純露，將之噴於臉部或局部，對皮膚產生舒緩、鎮靜、保溼、美白的作用，同時提振精神。亦可依照各種花草植物不同的成分和香氣，選擇適合的來防晒、護髮。更巧妙的是運用純露其收斂及抗菌特性，有效抑制汗水、皮脂的分泌，達到止汗、去體味的效果。

夏天多汗、皮脂分泌旺盛，較易有體味，如頭油味，可在洗髮最後一次清洗水中倒入純露潤絲，亦可在洗澡水裡加些純露，浴後皮膚感覺特別乾淨清爽，或是以純露稀釋後漱口，有助口腔、齒齦的健康，常保口氣清新。穿衣前，可在腋下、胸口、耳後，或多汗部位輕拍些純露，不僅減少體味產生，還會散發淡淡清香。洗滌床單、枕巾、衣物，都可善用純露抗菌、除臭功能，徹底消除異味。平日外出，自己喜歡隨身帶著純露噴瓶，在需要潔淨雙手時，擦汗、整理儀容、轉換心情時，直接噴灑或以紙巾、化妝棉沾取純露擦拭，照顧好身心衛生。

慣用純露，深感是悅己怡人的好習慣！在家簡易自製蒸餾純露，更是滿室芳香，有趣又健康！

莎 拉
心廚房

純露

材 料

蒸鍋 1只
花草植物 數量適宜
乾燥花草植物與純水比例 1:2
〔或新鮮花草植物與純水比例 1:1〕

常用來製作純露的植物

如玫瑰、迷迭香、鼠尾草、薰衣草、百里香，都是常用來製作純露的花草植物，乾燥或新鮮皆宜。湊巧遇上新鮮桂花、茉莉花、玉蘭花、梔子花、柚子葉、芭樂葉、松枝，也是滿心歡喜地捧回家蒸餾純露。

做 法

1. 準備一個鍋蓋沒有氣孔的蒸鍋。
2. 鍋底放水。
3. 蒸盤上放花草植物，單種植物或多種植物混搭均可。
4. 在蒸盤的花草植物中間放置一個碗，用來盛裝純露。
5. 將鍋蓋倒置，利用鍋蓋圓弧曲線集中水蒸氣於鍋蓋手把處。
6. 在鍋蓋手把繫上一條棉繩，使水蒸氣順利流入碗中。
7. 準備冰塊，用塑膠袋裝好，放在倒置的鍋蓋上，有如冷凝法可加速水蒸氣凝結成水滴。蒸餾過程中通常會需要補充 2-3 次冰塊。

提醒

❶ 純露可以不需稀釋，但敏感肌膚建議先在手部測試再使用。
❷ 各種純露可以混合使用，視所需效果進行搭配調和。
❸ 自製純露無添加防腐劑，但建議少量製作，使用後蓋好瓶蓋、避免陽光直射，或放入冰箱冷藏。
❹ 購買的話，選擇原裝純露，不隨意購買分裝純露。

Part 3

第　三　章

眼

改善視力減退、白內障、老花眼

飲食

視力減退／蒼朮

現今這個視覺獨大、用眼過度的世代，大家都飽受「惡視力」之苦！喜歡開車的我，前幾年也曾因為視力減退，好長時間難以享受駕駛樂趣。視力減退的初期跡象並不明顯，也沒有急遽不適的症狀，一開始是視線模糊，擦拭鏡片、用力眨眼、轉眼球，都無法減輕眼睛的矇朧，像是按摩時不小心揉進了油似的，就是清晰不了！接著是夜間駕車時，不易看清路標、招牌，會車時對方車燈顯得特別刺眼、眩目到幾乎張不開眼，以及在餐廳的柔和燈光下視力昏花，不由地心頭一驚，真的老了嗎?!

趕緊調理，不僅補充枸杞、桑椹等養眼食材，書桌上也準備了沙漏來提醒自己不論是讀書或在電腦上工作，每四十五分鐘就讓眼睛休息十五分鐘，並在書房鋪好瑜珈墊，勤練撐舉式（棒式）以消除頸椎疲勞、保護視力。一頁頁翻查筆記，全副心思在搜尋恢復視力的妙解，瞬間眼前有光，看到蒼朮這味芳香化溼、健脾明目的中藥材，心裡踏實地知道自己有救了！

認識蒼朮，來自熟於香道的好友。古人以蒼朮焚香來運脾、解鬱、燥溼、除穢，簡單來說就是驅蚊、淨化空氣、使人好心情。《神農本草經》記載蒼朮：「作煎餌，久服，輕身、延年、不飢」，屬上品藥材，後又在多本醫書中讀到關於蒼朮具有明目功能，尤其對於視力減退、夜視困難，是當時的有效驗方。著名的宋代醫家許叔微，就是用蒼朮治癒自己的脾胃病，連帶的視力也都變好了。

蒼朮是菊科蒼朮屬的多年生草本植物，亦稱山精、赤朮，一般藥用為其乾燥的根莖部位。蒼朮富含蒼朮醇、蒼朮酮等油性成分，氣味芳香，性溫味辛，入脾、胃經，是去除體內溼氣很好的一味藥材。根據現代藥理學的科學分析研究，蒼朮的成分中含有豐富的維他命A、B、胡蘿蔔素等，確實有助視力的保養。選購蒼朮時，建議到商譽良好、藥材來源合法的藥局、診所或中藥行，挑選時可嗅聞觀察，選擇香氣濃，斷面油點多，質地堅實者為佳。

平日我會飲用蒼朮茶來維護視力。週末早餐時，也喜歡給自己熬上一鍋蒼朮亮眼粥，迎接美好的一整天！透過食療，補充營養來明目、顧眼睛，是最安心輕鬆不過的選項了！能夠重新坐上駕駛座，握住方向盤，看著遠方的路在眼前清晰展開，真是其樂無比！

莎拉心廚房

蒼朮茶

食材

蒼朮　10-15g

水　200-250ml

做法

1. 將水煮沸後沖泡蒼朮，或水煮開後，放入蒼朮續以小火煮 10 分鐘，均可做成蒼朮茶。
2. 每天飲用 1 至 2 杯即可。

蒼朮亮眼粥

食材

蒼朮 15g
黑芝麻 15g
核桃仁 15g
白米 60g
水 適量（約 500ml）

準備

炒香黑芝麻：先中火炒 3-5 分鐘將水分炒乾後，轉小火炒約 10 分鐘，將黑芝麻炒熟、炒香。

烤香核桃仁：核桃仁平鋪於烤盤中，先將烤箱預熱到攝氏 120 度，再放入烤盤，烘烤 8-10 分鐘至有香氣、顏色金黃即可取出放涼。

做法

1. 將蒼朮先以小布袋裝好。
2. 將小布袋裝好的蒼朮，炒香與烤香好的黑芝麻、核桃仁與米一起放入鍋內加水，以小火熬粥。
3. 煮約 1 小時之後，將蒼朮取出，即可食用。

提醒

❶ 體質屬熱性、口眼乾燥、便祕，易上火的人不適合服用蒼朮。
❷ 平常感到氣虛、多汗的人不宜服用蒼朮。
❸ 蒼朮不宜與芫荽、大蒜同食。

飲食

白內障／黃金奶、椰子水洗眼

曾經「白內障」只是個陌生詞彙，卻在一次視力檢查，醫師輕描淡寫的一句：「有輕微白內障跡象。」之後，我決定深入了解白內障的成因和治療方式。

原以為白內障是年老型退化疾病，然而眼科醫學的研究報告顯示白內障可能發生在任何年紀，只是多發於老年人，且近年來出現發病年紀有顯著降低的趨勢。

白內障有不同的類型，包括：老化、先天性、代謝異常、外傷和藥物引發的白內障。其中的老化因素，是目前所知最常引起白內障的主因。隨著年紀增長，清澈透明的水晶體中所含的蛋白質會在代謝過程中氧化，或受到外在刺激，如藍光、紫外線、輻射線照射下產生自由基，造成水晶體混濁，阻擋光線聚焦在視網膜上，眼睛無法看到清晰影像，產生視覺模糊的情形，即稱為白內障。初期徵兆可能是怕光、視物不清或近視度數加深，一定要重視，及時檢查治療。

簡單的提醒，竟在我心裡有如掀起千層巨浪，各種想法嚇得自己以為眼前世界就要消失了！可是，當我想到舊金山自我康復學校的梅爾．史乃德博士（Dr. Meir Schneider），整個人立刻冷靜下來，彷彿吃了顆定心丸！

史乃德博士是天生白內障患者，雖經多次手術仍失明，因此領有以色列政府的盲胞證，他在校求學時曾是以色列最快的點字閱讀者。驚人的轉折是，後來史乃德博士經由專注持續的練習貝茲方法（Bates method）*，不僅醫治好了自己，也成功地幫助患有天生白內障的一對兒女，以及數十年來成功地教導千萬人改善視力。自此，我學習到「眼腦一體」的觀念，知道眼腦之間的相互影響，不僅在生活中確實練習貝茲方法，並養成護眼好習慣，相信自己可以恢復清晰視力。

營養部分則特別補充抗氧化食物，我開始飲用阿育吠陀療法的古老湯液——黃金奶，含有薑黃粉、黑胡椒粉、椰油、椰奶等非常強效的抗氧化成分，有助眼部血液循環、淨化、抗發炎。我喜歡在睡前一至兩小時飲用黃金奶，在溫暖、放鬆中進入夢鄉。才實踐一週，明顯的改變是睡眠品質極好，晨起時眼睛黑白分明、頭腦清楚、精神好，對於視力、腦力同步年輕化的信心倍增！

*貝茲方法

自貝茲博士首次開始研究視力障礙的原因和緩解方法以來，已有一百多年的歷史。

在一九〇〇年代早期，美國紐約的貝茲眼科醫師（William H. Bates, M.D.; ophthalmologist）開發了一種視覺技術系統，以喚醒眼睛和心靈的自然功能。因為當不良習慣消失後，我們與生俱來的視力自然就會恢復，能有效幫助視力不好的人重新學習好視力的習慣，又稱「貝茲法」或「貝氏療法」。

貝茲方法包含三原則，分別為：①Relaxation（放鬆）、②Centralization（集中）、③Light and Movement（光和移動）。藉由這三個原則，培養出用眼的好習慣，改善因凝視、目不轉睛、不眨眼等用眼過度的壞習慣所造成的視力衰退。

莎 拉
心廚房

黃金奶

材　料

薑黃醬　1/2 茶匙

- 有機薑黃粉　1/2杯
  〔或新鮮磨碎的薑黃根　1/2杯〕
  水　1杯
  黑胡椒粉　1/2 茶匙（約2.5g）
  特級初榨椰子油　5大匙

椰奶　1 杯
Ghee 印度澄清奶油　1 茶匙
香草籽　一點點
肉桂粉　適量
蜂蜜　依個人喜好甜度決定

Tip1 添加黑胡椒與油，有助於體內薑黃的吸收率。

Tip2 印度澄清奶油、香草籽、肉桂粉是很好的抗氧化物質，肉桂粉能穩定血糖。

做　法

薑黃醬

1. 先將水、薑黃粉和黑胡椒粉放入鍋中攪拌，以文火加熱至糊狀，約 7-10 分鐘，小滾即可，不要完全沸騰。
2. 關火後，拌入特級初榨椰子油，使所有成分均勻混合。
3. 把薑黃醬裝入玻璃容器中蓋好，在冰箱冷藏儲存可保存 2 週。

黃金奶

1. 將椰奶與薑黃醬放入鍋中，文火加熱至鍋邊冒出泡泡即可，不要滾沸。
2. 攪拌均勻之後熄火，再添加 Ghee、香草籽，蜂蜜、肉桂即完成。

提醒

❶ 生理期、孕婦及授乳期間，請避免食用。
❷ 糖尿病服藥患者、慢性病長期服藥患者，都請遵照醫囑食用。

椰子水洗眼改善白內障

懷抱著恢復視力的強烈動機，我持續搜尋查閱各種書籍資料，幸運地發現自然醫學醫師布魯斯・菲佛（Bruce Fife, N.D.）所著的《終結視力退化！椰子油生酮飲食法》（*Stop Vision Loss Now!*），其中特別針對老年退化性白內障，推薦以椰子水（coconut water）沖洗眼睛來改善白內障或延緩惡化的情況。因為椰子水不僅含有豐富的電解質、礦物質、維生素、酵素，還有強大的抗氧化物質細胞分裂素（cytokinins）可減少自由基對水晶體的傷害。詳細讀完書中指導和範例後，立刻備好洗眼杯、現剖的新鮮椰子水和熱敷的毛巾，進行體驗。

椰子水沖洗眼睛

可以一週施行一至兩次，有下列幾種做法可供參考：

方法一

❶ 將椰子水倒入洗眼杯中。

❷ 把洗眼杯放上眼睛後，頭向後仰時眼睛張開，眼球可充分接觸椰子水並清洗，大約5分鐘。

❸ 拿開洗眼杯，躺下，熱敷眼睛約10分鐘。

方法二

❶ 直接將椰子水滴入眼中後，閉眼、熱敷。

方法三

❶ 將椰子水倒入臉盆，雙眼張開，將臉浸入水盆。

❷ 浸洗雙眼和全臉，大約5分鐘。

❸ 將臉擦拭乾淨後，躺下、熱敷眼睛約10分鐘。

自己最喜歡方法三，既明目又養顏，徹底發揮椰子水抗氧化、抗老化的功效！

飲食

老花眼／番紅花

已經近視的人不會有老花眼？怎麼常聽聞有近視的親友皆苦於隨身攜帶兩三副眼鏡的不便，看遠看近得換戴不同眼鏡的窘況，甚至難以適應多焦鏡片而有頭暈目眩的狀況。一直保持視力二・〇的友人也認命地以為老花將至，早早備好了古典雅致的放大鏡，就是不讓老花眼鏡架上鼻樑！

通常，老花眼的現象會在四十歲以後開始日漸明顯，因為眼睛的水晶體和負責調節遠近焦距的睫狀肌在看近物時的收縮能力變低，造成難以聚焦、模糊眼花的狀況，使得閱讀和近距離工作都產生困難。因此，老花眼的檢驗是以能夠看清三十公分近距離內的事物為標準。對於已有近視眼的我們，在接受近視也可能老花這個事實的同時，可選擇配戴眼鏡做視力矯正，請眼科醫師、視光師協助，針對近視度數、用眼習慣和工作需求等條件，做出最適當的視力調整。

然而，根據舊金山自我康復學校的梅爾．史乃德博士，基於貝茲方法所發展出的眼睛保健訓練學習指出：老花眼並非老化現象，也和年齡無關。其實，老花眼的成因和用眼習慣有關，就是長時間近距離用眼引起的疲勞和壓力所造成。由此看來，我們的確是可以透過保養和飲食來預防老花眼，亦可恢復視力。如同自己認識的諸位長輩，即使高齡八十好幾，依然雙眼晶亮，不戴眼鏡讀書、看報，真是莫大的鼓舞！

從食療部分著手，善用天然食材中的多種護眼成分，例如藍莓、桑椹、洛神花的花青素，菠菜、胡蘿蔔的葉黃素，玉米、枸杞的玉米黃質素等，都能有效延緩老花眼的發生。

這些豐盛的蔬果植物中，有一種色彩尤其鮮豔亮麗，對視力特別有益的香料——番紅花（saffron）。番紅花又稱藏紅花或西紅花，為鳶尾科番紅花屬的多年生球根花卉，原產於西南亞，目前的主要產地在伊朗、西班牙、印度。

番紅花有紫色的花瓣，黃色的雄性花粉，以及三條最珍稀、散發獨特香氣，呈細長絲狀的深橘紅色雌性柱頭。每年十月為番紅花花季，僅七至十天密集人力採收，必須在大清早日出前，以手工將細長雌性柱頭摘取，之後立即烘乾脫水，存放在防光、防潮溼的密封罐內，以免氧化變質或香氣減退。如此成就全世界最昂貴的香料。

自古歐洲人即廣泛使用番紅花，除了能夠提升食物的色、香、味，也用在紡織物染色、以及化妝品製作。常見的米飯類料理，如西班牙海鮮飯、米蘭燉飯、土耳其米布丁、印度香米飯，還有法國的馬賽魚湯，都有番紅花的香氣、美味和奇異嬌豔的黃金色。

傳統醫學肯定番紅花的藥用價值，現代研究也發現番紅花含有大量的抗氧化物質，可以抑制身體發炎、提升免疫力。近年來，伊朗、義大利的眼科專家也陸續提出番紅花的番紅花素（crocin）——一種類胡蘿蔔素和番紅花酸（crocetin）成分，能夠幫助眼睛舒緩壓力、消除疲勞，並促進血液、氧氣循環與抗氧化，有助強化視力。

最近去Costco大賣場採買時，欣見香料區有來自西班牙的番紅花，花絲完整、顏色鮮豔、香氣足，對於需要選購番紅花的人真是好消息！保護好眼力，除了減少「螢幕時間」，我會為自己準備番紅花茶，不只養眼，還能養顏，就這樣一點點兒地、漸漸地調養出好視力！

莎 拉
心廚房

番紅花茶

食 材

番紅花 3-5 條花絲
水 1 杯
蜂蜜 適量

做 法

1. 先在清水中將乾燥的花絲輕輕撥開，番紅花的香氣和色澤才能完整呈現。
2. 將水倒入鍋中煮沸，加入番紅花後關火，或以滾水直接沖泡，浸泡 5-8 分鐘。
3. 黃金色的番紅花茶湯略帶苦味，可依個人喜好加入一些蜂蜜調味。

提醒

❶ 懷孕、授乳期，請避免食用。
❷ 月經期間不要服用，以免增加排血量。
❸ 有潰瘍、出血性症狀者應慎用。

保養

護眼習慣

曾因工作機緣，受邀參與體驗老人身體感的課程，一陣穿戴道具、模擬之後，瞬間感同身受，預演了老年可能發生的景況。

如今想來，真是很好的提醒和檢視，也是轉念。歲月流逝或許會帶來身體機能的衰退，但只要及時覺知並願意付出心力鍛鍊、實踐護眼的好習慣，在時間點滴累積中進行修補活化，視力不老絕對有可能！

至今受益最大，莫過於養成少戴眼鏡和隱形眼鏡的護眼習慣。只要在家裡或安全、熟悉的地方，以及不使用電腦工作的時候，都儘量保持裸視。按照梅爾・史乃德博士的教導，如此可避免對具有矯正功能的眼鏡形成依賴，也讓眼睛有休息調整、呼吸新鮮空氣的機會，逐漸強化視覺系統，自然恢復視力。

其次是看遠方，讓雙眼放鬆，水晶體恢復正常的扁平狀，保持眼部肌肉的靈活彈性。平日看電腦、手機或讀書等近距離用眼一段時間後，我就會轉移眼前關注，抽空十分鐘，拿下眼鏡，眨眨眼，望向數里之外的遠山、樹木、建築物、天空雲朵，即使視野朦朧，也平和接受，別用力或瞇眼，放輕鬆地眺望遠方。有規律的一天練習三至四次，可有效減少因用眼過度所造成的眼睛病變以及停止惡化。

而觀看細節這個練習，最能增強眼腦之間的連結，培養敏銳的好眼力。自從了解貝茲方法之後，改掉了自己以往性急緊張，一眼掠過、只看大概、略讀的習慣，學習在自然光線下享受一字一字仔細讀書的自在，專注地觀察眼前景物，用心欣賞花草、昆蟲的顏色、形狀、紋理。就好像看畫一樣，感受不同光影、明暗、距離的美，然後閉上眼睛，在心中描摹想像。如此透過給予視網膜感光細胞足夠的刺激，活化視網膜中央黃斑部的視覺，對於保持良好視力、預防視力老化極有助益。

照護自己的過程，體悟到所謂的老化跡象其實就是習慣病，是基於平日無心的、習以為常的惡習，所累積出的種種症狀。也感謝有這些訊號警醒，迫使自己願意做出改變飲食、生活的習慣來翻轉生命狀態，優雅無病享天年！

保養

熱敷

每天早上睡醒，我都會閉著眼睛多躺一會兒，同時開始搓熱雙手，用掌心捂住眼眶，熱敷雙眼後，再以手指輕敲眼眶四周，這樣連續做完二十次，才睜開雙眼進入清晰、明亮的視界！

曾經以為，看得見是件理所當然的事，沒認真想過視力需要營養、保健、運動來維護。從國一下學期戴上近視眼鏡，改掉了瞇眼睛的習慣之後，自以為定期驗光、調校鏡架和鏡片度數、改戴隱形眼鏡、升級日拋軟式隱形眼鏡，就算保養眼睛。不料，長時間配戴隱形眼鏡，緊盯著手機、電腦螢幕的強光和亮度對眼睛造成強烈刺激，加上久視不眨眼導致淚液分泌不足，這些不自覺卻非常傷眼的過度使用，不僅使近視加深，甚至感到眼睛模糊、疲勞、乾澀，眼前總有小黑點、烏雲飄過，才知道無論多麼高的含水量、高透氧率的隱形眼鏡，對眼睛都有一定程度的傷害。

後來幸得長輩傳授熱敷雙眼的「熨眼法」，視力逐日好轉。

熨眼法練習

1. 先摩擦雙手生熱，閉上雙眼，手掌微凹地輕放在眼眶上。
2. 不接觸眼皮、擠壓眼球，用掌心「勞宮穴」的溫度熱敷眼睛，到手部熱度散去為止。
3. 閉目時，觀想黑色，以幫助視神經放鬆。
4. 熨眼時配合腹式深呼吸*，儘量在吸吐之間掌握慢、勻、細、長的原則。
5. 每次練習熨眼，即使1分鐘也能讓眼睛休息，持續6分鐘以上效果較好，最好能做15至20分鐘。
6. 建議每天早晚各做一次，最能收效顯著。

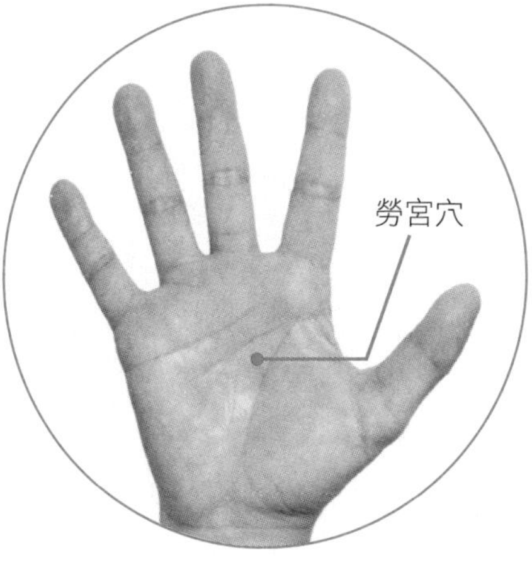

＊腹式深呼吸

腹式呼吸，亦稱橫膈膜呼吸，是最自然、原始的呼吸方法。在胎兒、嬰兒時期都是以腹式呼吸為主。人自從學習直立行走開始，就改為以胸式呼吸為主。

腹式呼吸是先吐氣再吸氣，有意識地將吐氣的時間放慢、延長為吸氣的兩倍。吸氣時，橫膈膜往下走，腹部微微鼓脹；吐氣時橫隔膜往上，腹部微微收縮，慢慢吐氣。

腹式呼吸以每分鐘6次為原則，呼吸節奏為「吸氣3：吐氣7」，或「吸氣4：吐氣8」均可。

熱毛巾敷眼

除了以「熨眼法」來熱敷雙眼，還有一種就是在泡澡時以擰乾的熱毛巾覆蓋在眼睛上熱敷，若毛巾變涼就替換，讓眼睛休息，在完全放鬆的情況下恢復最佳視力。

閉目晒太陽

另有一種效果極好，以溫暖日光熱敷雙眼的方式，就是閉目晒太陽。

時間：

選擇上午10點前或下午5點後，陽光較不強烈時。

動作：

閉上眼睛，面朝向太陽。先以緩慢的速度左右轉頭，再上下點頭。

如此動作使得陽光進入眼睛的角度有很大不同，而瞳孔調控光線時會收縮和擴大，可強壯瞳孔括約肌和瞳孔開大肌，並對視網膜大有助益，陽光溫度也能幫助血液循環順暢，是很好的改善視力方式。

提醒

1. 熱敷眼睛時，不能戴眼鏡，隱形眼鏡也要摘除。
2. 熱敷眼睛的溫度應與體溫相近，以感覺溫暖舒服、不燙為準。
3. 暖暖包和熱水袋，都不可用來熱敷眼睛。
4. 使用市售的熱敷眼罩，以乾式、可定時、調溫的產品為佳。
5. 保養眼睛要循序漸進，每次熱敷約15至20分鐘即可，一天可熱敷兩次。
6. 若有接受眼科醫師治療，點眼藥水或服藥，請遵守醫護人員指示。

熱敷雙眼的好處

❶ 放鬆眼周肌肉，解除疲勞。

❷ 加速血液循環，清除新陳代謝的廢物。

❸ 有助淚腺分泌淚液，改善眼睛乾澀現象。

❹ 對於眼睛疲勞所引起的視力模糊，能夠有效緩解。

❺ 減少眼袋、黑眼圈的發生。

保養

按摩

朋友相約吃飯，我正看著菜單點餐，剛掏出眼鏡的她竟驚訝地嚷嚷起來，問我怎麼看得見！愣了好一會才明白，原來我已過知命之年，好像該戴老花眼鏡了！事後推想，自己還沒有老花眼的原因可能是心理上一直沒太在意歲數，既不自我催老，也從不認為年齡增長和視力衰退之間有必然的關係！當然，這樣的樂觀與確信，絕對是受到從小身邊許多耆宿高齡者仍眼力超級好的影響！

仔細歸納，視力清晰的樂齡族有些共同點，例如性格開朗、生活規律、喜歡戶外活動，其中最關鍵的就是他們都懂得自我保養、按摩眼睛、做眼球運動。兒時至今，印象極為深刻的幾件事，郭爺爺晨練時總是極目遠眺帶甩手、張奶奶喜歡散步後轉轉眼球、搓搓臉再梳梳頭，而常在小院子裡趁著天光繡花的陳阿婆則是累了就抬頭看天、閉著眼睛上下點頭、左右搖頭、揉後頸，這些動作在現代醫學看來完全是符合眼睛構造的保健方法。

原因是：

一、眼睛的設計是用來看遠距離的，所以往遠看時，頸椎放鬆，眼睛也休息。

二、眼睛的微細血管屬於末梢循環系統，甩手、梳頭、搓臉、轉眼球，都能將更多血液帶往眼睛，有益新陳代謝。

三、溫熱手掌輕撫後腦和頸部，可緩解視力疲勞。

四、多接觸自然光，減少人工照明，是恢復視力的護眼妙招。

顯而易見的，長輩們深知如何在醫療資源不發達、配鏡不便的情況下，養成護眼的好習慣，自我調理修復，讓視力保持最佳狀態。

在此介紹一套眼睛按摩法，簡單易行，貴在堅持，相信大家都能讓眼球回春！

頭頂部位

1 › 按摩頭頂承光穴，由額頭髮際沿正中髮線直上大約 6 公分，兩側旁開約 3 公分，就是承光穴，左右各一。

2 › 可以將雙手搓熱，先熱敷承光穴數次，再以指尖按摩或輕敲約 10 秒。

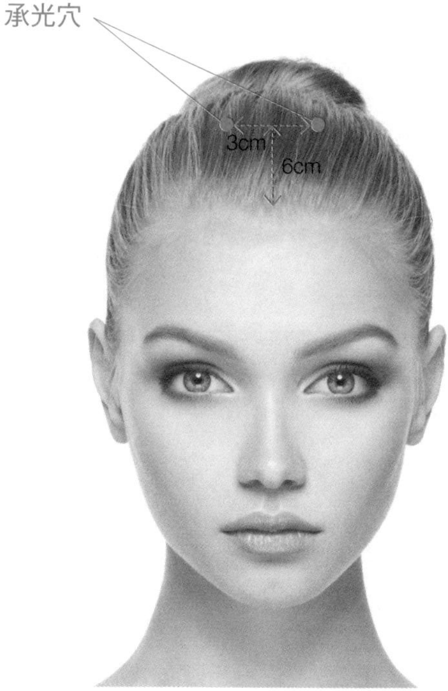

@Valua Vitaly/Shutterstock

眉眼部位

1 > 閉上眼睛，用大拇指微彎的關節處按揉穴道。

2 > 順著眉毛，依序為攢竹、魚腰、絲竹空、太陽穴，每個穴道按揉約 10 秒，最後到太陽穴按摩 20 秒。

3 > 接著以大拇指和食指捏揉鼻樑兩側的睛明穴，再以大拇指關節繼續按摩承泣、瞳子髎等穴道，各 10 秒。

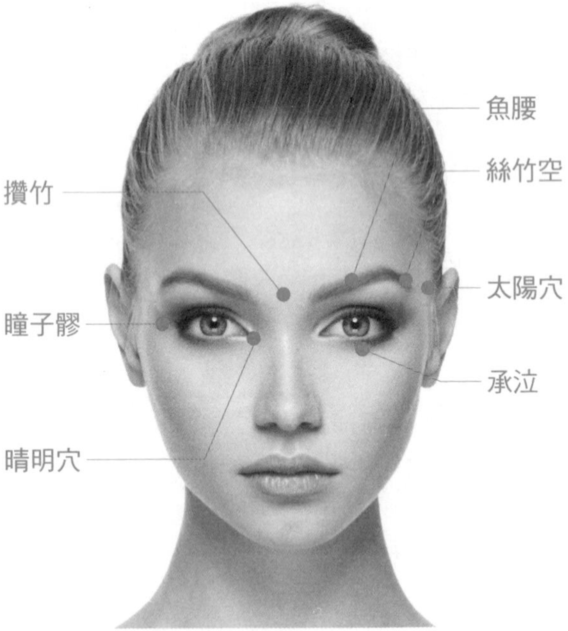

後頸部位

1 > 按摩後頸風池穴。風池穴在我們的後腦，與耳垂齊平的頭骨外緣凹陷處，左右各一。

2 > 先以搓熱手掌熱敷後頸的風池穴，再將左右手的四指扶住頭部，用雙手大拇指按摩風池穴約 10 秒。

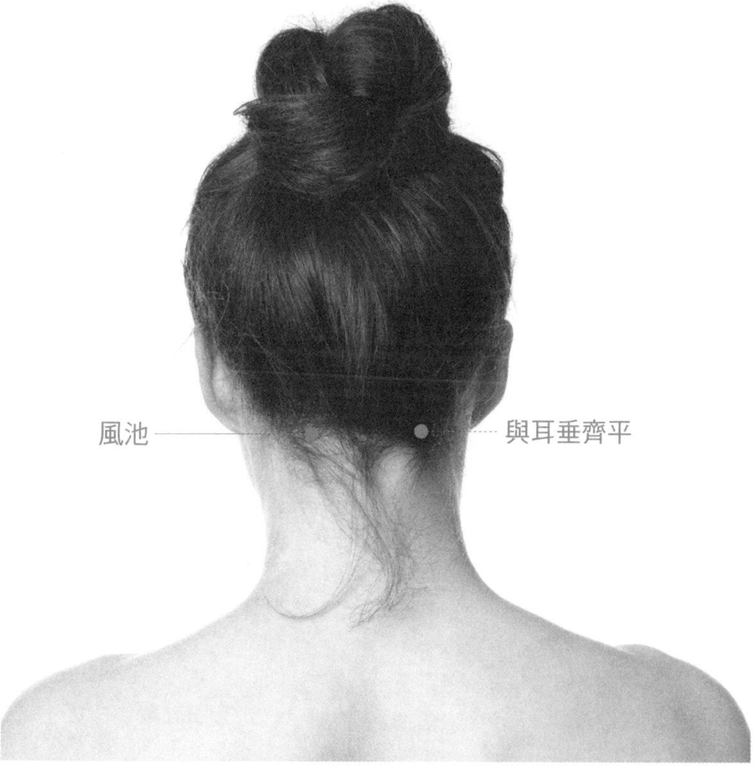

@Axel Bueckert/Shutterstock

雙手十指

左右手輪流以大拇指、食指輕捏指甲根部兩側數次，約 10 秒。

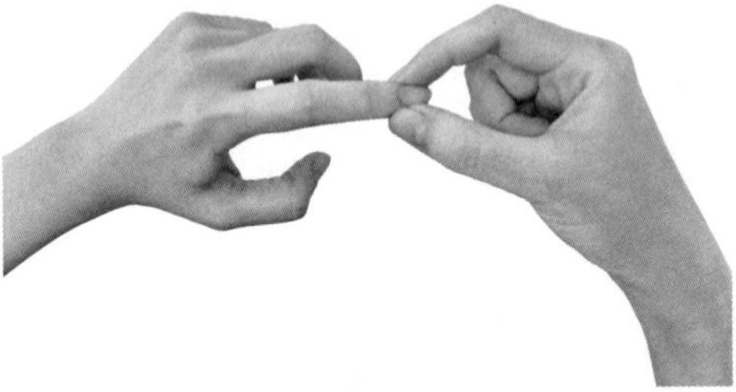

完成

按摩之後，建議閉目養神或是放鬆遠望，讓眼睛充分休息，明目效果更好。

提醒

1. 按摩前，注意兩手清洗乾淨、指甲修剪整齊。
2. 按摩時，閉上眼睛放鬆，不戴眼鏡或隱形眼鏡。
3. 不可按壓眼球或施力過重。
4. 若有眼睛不適，眼壓高、眼睛癢、紅腫、發炎等狀況，不可按摩，一定要趕緊就醫。

Part 4

第　四　章

骨

改善牙齦萎縮、蛀牙、牙齒脫落

飲食

牙齦萎縮／骨頭湯

小時候，腦袋瓜裡沒有營養的概念，也不懂各種成分對身體的影響，只深刻記得母親的叮嚀：「喝骨頭湯，牙齒好、骨骼健壯。」後來，清楚感受到骨頭湯對牙齒的助益，是自己在經歷瓷牙貼片的漂白過程時，由於牙齦萎縮引起強烈敏感不適而喊停的親身體驗。當時，牙醫師建議兩個方向，一是用牙材將牙根暴露處填補起來，繼續完成瓷牙貼片；再是回家好好喝骨頭湯補養，待牙齦萎縮狀況改善再做評估。

因為，根據人體奇妙的生物寬度（biological width），牙齦從與牙齒相接處的溝縫底部，到牙齦最高處，始終會保持兩公釐的距離，也就是說，只要骨頭沒有退化，牙齦會自然恢復。

完全沒想到，牙齦萎縮竟和骨頭退化、骨質疏鬆有關。因為骨質流失，導致包覆在齒槽骨上的牙肉跟著往牙根處退縮，明顯可見的就是牙縫變大、牙根暴露，不只會出現牙齒敏感、出血、易感染，也可能有牙根鬆動、牙齒掉落的嚴重後果。

近幾年，傳統飲食中的骨頭湯受到營養專家和美食家們積極力倡與推薦，已然成為健康飲食的基礎。如今，在紐約、芝加哥、舊金山等各大城市，經常可見人們如享受隨行杯咖啡一般方便、優雅地啜飲香濃骨頭湯，真的是引領風潮的時尚飲品！

骨頭湯，無論是清澈、濃郁還是多肉，都是燉煮動物骨頭和軟骨、韌帶、筋膜等結締組織而成。美味、滋補的骨頭湯，能夠提供身體修復牙齦萎縮時所需的各種營養成分。

骨頭：含有礦物質鈣、磷、鎂、鈉、鉀、硫和微量元素矽。

骨髓：豐富的維生素A、K2，脂肪酸Omega-3、Omega-6和礦物質鐵、鋅，以及硒、硼、錳等微量元素。

結締組織：大量膠原蛋白加熱後產生的明膠（gelatin），是非常好的胺基酸膳食補充。

一鍋好的骨頭湯，成功關鍵取決於骨頭的來源和品質。骨頭的種類有許多，如牛、豬、羊、雞、鴨、魚等的部分大骨或是全骨架。選料時儘量購買有機、放牧式農場以天然飼料、草飼之健康動物的新鮮骨頭。接著，準備一個適合長時間熬煮，受熱均勻、保溫持久的陶鍋或砂鍋，更能為骨頭湯加分。

煮好的骨頭湯，是廚房料理、各種湯品的基底。舉凡要添加水分時，都能以骨頭湯取代，運用非常廣。也可以將骨頭湯分裝小罐或做成冰塊儲存，方便烹飪。

現在，就讓我們開始煮骨頭湯吧！

莎　拉
心廚房

骨頭湯

食　材

豬大骨　1 斤（600g）
水　1200-1800ml
醋　1 大匙
鹽　適量

準　備

汆燙豬骨

骨頭要先進行汆燙，清除掉血汙、雜質和腥羶味，如此煮好的骨頭湯汁才會乾淨澄澈。

1. 將骨頭放入冷水中加熱至滾沸。
2. 關火、取出沖洗乾淨。

烤牛骨

若是大隻牛骨則用烤箱烤，不須汆燙。

1. 放入烤箱，以攝氏 175-200 度烘烤 30 分鐘。
2. 烤至有香味，呈深褐色即完成。

做　法

1. 將汆燙處理好的骨頭放入鍋中，倒入骨頭分量約 2-3 倍的冷水。
2. 先打開鍋蓋以大火燒開後，再蓋上鍋蓋轉小火熬煮。
3. 過程中不宜再加水，會降低湯的溫度、養分也會被稀釋，使湯頭不夠濃醇。
4. 熬煮時放 1 大匙醋，有助汲取骨頭中更多鈣、磷、鎂等礦物質。
5. 小火慢燉 1-2 小時，就會有一鍋充滿療癒力的骨頭湯。
6. 依個人喜好，加入天然鹽調味引用。

Tip1 通常，從骨頭中萃取營養成分需要靠長時間熬製，加入適量的醋、葡萄酒或檸檬汁等酸性物質，可析出更多的礦物質離子，有助人體吸收。

Tip2 熬湯時不放鹽，因為鹽會使蛋白質凝固，造成營養和鮮味不足。建議煮好飲用時再加少許天然鹽調味。

飲食

蛀牙／雞蛋

總以為小孩多吃糖容易蛀牙，殊不知年紀大的人也飽受齲齒之苦！引起蛀牙的原因很多，最主要在於牙齒表面的琺瑯質受到酸蝕所造成。一般人認為牙齒就是牙齦以上可見的牙冠部分，其實還有深植於牙齦、齒槽骨深處，具有支持固定功能的牙根。琺瑯質是包覆在牙冠表面，由礦物質鈣、磷形成的一層半透明，莫氏硬度（Mohs hardness scale）為五的高度鈣化組織，這是人體最堅硬的組織，也是保護牙冠內層象牙質和牙髓的最強防線。

可是，比骨頭還硬的「鐵齒」非常怕酸！在口腔環境的pH值呈現酸性時，齒表琺瑯質上的複雜微生物群會形成牙菌斑，這層菌膜會降低齒表的酸鹼值，使牙齒因酸蝕而受損軟化，出現凹陷、蛀洞，發生脫礦化（demineralization），大量流失鈣、磷礦物質。當破壞深及象牙質和布滿神經、血管的牙髓時，就會造成發炎、腫痛，甚至牙齒崩解、脫落的傷害。

所以，要好好保養牙齒、預防蛀牙的第一步就是要保持口腔pH值偏鹼性，減少琺瑯質受不了的酸性物質，如含糖食物、果酸、醋，以及碳酸飲料、檸檬茶等。當然，在正常情況下，可以透過唾液中的鈣、磷離子作補充，以再礦化（remineralization）的交互作用來修復受損的琺瑯質，停止蛀牙的惡化。只是齲齒再礦化的成功關鍵，取決於很重要的第二步，必須充分供給進行再礦化所需的養分及礦物質。

細數眾多天然食材，雞蛋可以完整提供牙齒所必需的養分：蛋白質、四種脂溶性維生素A、D、E、K_2，以及鈣、磷等礦物質。再加上雞蛋殼是天然鈣的補充來源，有助強化琺瑯質、預防蛀牙、幫助牙齒再礦化，簡直就是保養牙齒的完美食物。更值得推薦的是，雞蛋的取得容易，烹煮既方便簡單又變化豐富。

對於擔心膽固醇過高，不敢吃雞蛋或只敢吃蛋白的人來說，有一則好消息。在二〇一六年一月，美國食品藥物管理局（FDA）所公布的最新飲食指南中，取消攝取膽固醇上限，並表示人體內約七成的膽固醇是由身體自行生成，透過飲食攝取的比例不高。簡而言之，就是膽固醇和吃雞蛋沒有直接關係！事實上，理想的膳食，重在均衡、適量，只要是來源清楚的新鮮好蛋，無論是蒸蛋、炒蛋、荷包蛋，都要蛋白、蛋黃一起吃。

除了日常飲食得以攝取足夠營養和礦物質，善用蛋殼粉也是很好的保健方式。平常可以把空蛋殼集中放在裝蛋用的空盒子裡，再放入冰箱存放。因為蛋殼不會壞，比較沒有保存期限的考量。雖然蛋殼內有殘餘蛋白，但冷藏保存不致腐壞，而且做蛋殼粉之前也會煮沸消毒。

以下將分享數個蛋殼粉的應用小妙招，自己一直有食用蛋殼粉也用它來刷牙，至今沒有蛀牙，真的很有效！

莎 拉
心廚房

自製蛋殼粉

材 料

空蛋殼
收存空蛋殼用的盒子（再利用雞蛋包裝盒即可）
湯鍋
水 1500-2000ml
咖啡豆研磨機或食物處理機
可密封的有蓋玻璃瓶

做 法

1. 把空蛋殼集中在盒子裡。
2. 蛋殼存滿時，將蛋殼內的剩餘蛋白清洗乾淨，只保留薄膜。
3. 湯鍋裝入大約 1500-2000ml 的水，煮沸後轉小火。
4. 將蛋殼放進沸水之中，水煮 10 分鐘殺菌。
5. 取出蛋殼，倒扣在烤盤上晾乾。
6. 放入烤箱，以華氏 200 度或攝氏 95 度烤 10 分鐘，使蛋殼完全乾燥。
7. 烤乾後，輕捏碎蛋殼，放入研磨機中磨細，過篩、再磨，重複幾次，直到變成細緻的蛋殼粉。
8. 也可以再用研缽，手磨成更細的粉末。
9. 存放在密封玻璃瓶中，遠離熱源或溼氣。

蛋殼粉應用

天然鈣粉

加入飲料、熱湯、白粥中一起食用。建議一開始先從一碗添加 1/2 茶匙（大約 2.5g）的蛋殼粉開始。2.5g 的蛋殼粉鈣含量約為 400mg，並含有其他微量礦物元素。

蛋殼粉潔齒

將蛋殼粉加在牙膏或牙粉中刷牙，對於牙齒健康很有幫助。

飲食

牙齒脫落／黑芝麻海苔片

距今兩千多年前，中醫《黃帝內經》即已明確認識牙齒和腎氣的關係。腎氣充盈，牙齒堅固；腎氣虛弱，牙齒則會鬆動脫落。護齒，可以從保養腎氣，善用固腎、補腎的好食材開始。

現在回想起來，小時候常吃到母親做的海帶湯、芝麻糊等，各種讓此刻年逾五十的自己深切感恩的「黑糊糊」美食，都完全體現出父母對我們牙齒健康的重視，同時在食物營養上提供了非常充分的補給。

這些非常養腎、護齒的黑色食物，包括：黑芝麻、黑米、黑木耳、黑枸杞、黑棗、桑葚、海帶、紫菜……其中最好吃、有效又容易料理的當屬黑芝麻！不僅在《神農本草經》中被列為上品，根據《本草綱目》對黑芝麻的記載：「服至百日，能除一切痼疾。一年身面光澤不飢，二年髮白返黑，三年齒落更生。」

黑芝麻又稱胡麻、脂麻，是含有大量脂肪、蛋白質和多種維生素等營養成分的種子食材。平日飲食中，黑芝麻常可見於餡料、堅果飲品或撒在米飯、沙拉上直接食用。各式滋養補品中，也有很多是以黑芝麻經九蒸九晒*或麻油、芝麻醬為原料做成，果真是具不老神效的靈丹妙藥！

市面上可以方便購得的黑芝麻，其實非常難得。整個採集過程從收割、捆紮成束，立在田裡經日晒乾燥後，再敲打果莢、取出芝麻粒、篩選雜質……都需要人工，極為費力、耗時，實在是粒粒皆辛苦！選購時，建議以本土栽種、不施用農藥、化肥、除草劑，以水洗去除雜質、顆粒飽滿的黑芝麻為首選。

除了平民補品黑芝麻，推薦另一種色黑、味鹹入腎的海藻植物類食材——海帶、紫菜等。海藻植物生長於海水中，吸收到大量的礦物質，並含有豐富的膠質多醣體及蛋白質、維生素等多種營養。譬如大人小孩都愛吃的海苔片，即為以紫菜為原料加工製成，而其中的天然麩胺酸成分，正是海苔無比鮮味的來源。

在臺灣東北角、澎湖、金門、馬祖沿海都有生產品質很好的紫菜，值得大家多多食用。

黑芝麻海苔片這道有助固齒的小點心，食材清脆又爽口，讓注重牙齒保健的朋友們再也不必皺著眉頭、滿心疑問地吃下黑色糊狀物了！

＊九蒸九晒
傳統認為，黑芝麻消化不易，若作為藥材需經九蒸九晒才能充分發揮療效。

莎拉
心廚房

芝麻海苔片

食　　材

海苔片　5-7 片
〔或大片的原味紫菜片　5-7 片〕
白芝麻　45g
黑芝麻　45g
麥芽糖　1 大匙
醬油膏　1 大匙
〔或生抽、蠔油　1 大匙〕
白開水　少許
椰子油　10 ml

Tip1 炒熟黑芝麻過程容易過焦變苦，椰子油有助黑芝麻香、熟度剛好。

準　　備

1. 黑、白芝麻放在濾網中，以水沖洗雜質後，去除多餘水分、晾乾。
2. 黑芝麻放入炒鍋中，先中火炒 3-5 分鐘將水分炒乾後，轉小火、加入 10ml 椰子油一起炒熟、炒香，約 10 分鐘。
3. 白芝麻平鋪於烤盤中，先將烤箱預熱到攝氏 120 度，再放入烤盤，烘烤 8-10 分鐘至有香氣、顏色金黃即可取出放涼。

做　　法

1. 將烘炒好的黑白芝麻一起拌勻備用。
2. 麥芽糖、醬油膏、白開水一起調勻成鹹淡適宜、成糊狀的醬汁。
3. 若麥芽糖凝固，可將湯匙放於熱水加熱，利於攪拌。
4. 取一張海苔片刷上一層醬汁。
5. 再鋪上一層黑白芝麻。
6. 再取另一片海苔片刷上醬汁。
7. 將另一層海苔片鋪在第 4 步驟上，貼上、壓緊。
8. 放入烤箱烤熱，約5-8分鐘。
9. 取出後，將芝麻海苔片剪成適口大小，即可趁熱享用。

更詳細的芝麻海苔片做法，請掃 QR code 看教學影片。

保養

自製牙膏、漱口水，精油按摩牙齦

刷牙對口腔健康有極大的影響，為了保住一口好牙，我決定重新學習刷牙。一直以為刷牙就是使用牙刷清潔牙齒，去除齒列內外側與咬合面、齒縫間以及齒齦相連處的食物殘渣、牙垢、結石和牙菌斑的動作。然而，輕忽了刷牙的時間次數、角度，以及選用的潔牙工具、刷牙力道，都會讓牙齦受傷，使刷牙的功效大打折扣！

牙醫師提醒，當牙齒出現敏感痠痛、牙根暴露、牙縫變大等跡象時，就是該調整刷牙和口腔清潔方式的時候了。建議保持每天早晚刷牙兩次、每次兩分鐘的頻率來清潔口腔，同時可搭配使用牙線、牙間刷和漱口方式，防止牙結石、牙菌斑形成，預防牙齦疾病。已有牙齦萎縮症狀的人，要換用小刷頭、刷毛柔軟的牙刷，電動牙刷也是很好的選擇。

刷牙方法

1 ›

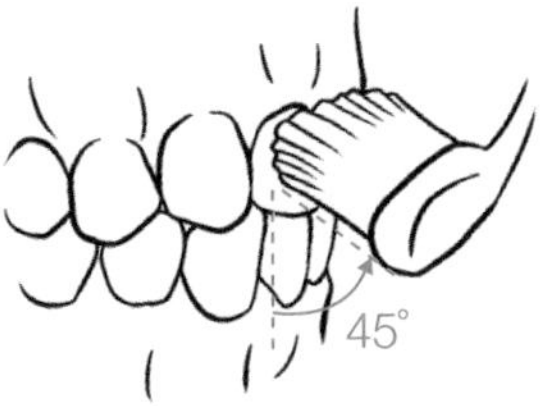

先刷牙齒外側，將牙刷頭輕放在齒、齦連接邊緣，與牙齒表面成45°角，以畫圓弧的方式向牙齒移動，確保刷淨才換下一顆牙。

2 ›

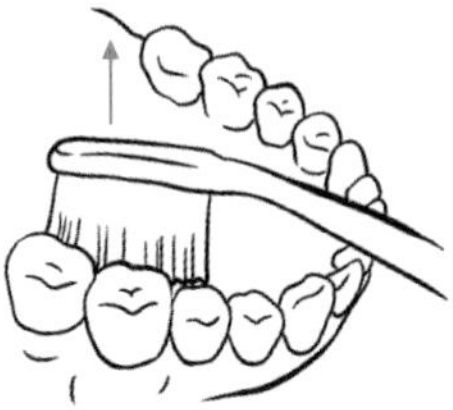

再刷不易刷到的牙齒內側，要豎起牙刷，45°角輕放在齒、齦連接邊緣，上排牙齒往下，下排牙齒往上輕輕提拉慢慢刷。

3 ›

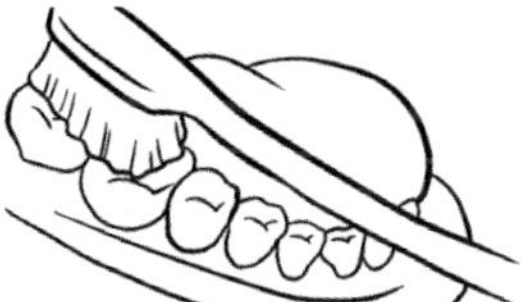

牙齒咬合面，將牙刷與咬合面垂直，力度適中的刷牙。

4 ›

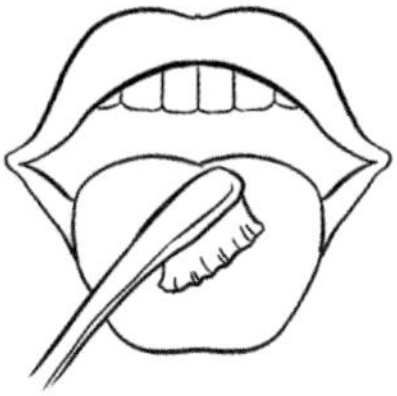

舌頭表面也要輕刷，從舌根到舌尖，重複兩到三次即可。

5 › 最後用清水漱口，將嘴裡的泡沫、殘渣等漱洗乾淨。

6 › 使用完的牙刷，務必清洗乾淨，直立存放並保持乾燥，防止細菌滋生。

莎　拉
心廚房

除了刷牙的方式要正確，牙膏的選擇也非常重要，必須不含人工色素、香精、防腐劑、甜味劑、界面活性劑等添加物。在此分享對護理牙齦萎縮有助的牙膏、漱口水配方，以及按摩牙齦的精油。

天然抗菌草藥牙膏

聖羅勒具收斂性，可使牙齦緊緊包覆住牙齒，防止牙齒脫落。丁香粒和丁香精油含有丁香酚，能治癒牙齦炎和清除牙垢。印度楝樹皮可殺菌、去除牙菌斑、增強口腔免疫力。此配方具有很好的口腔消毒、抗菌效果，能促進牙齦修復、再生，並能使口氣清新。

材　料

聖羅勒葉　15g	印度楝樹皮　30g
丁香　15 粒	芝麻油　2 茶匙
丁香精油　1 茶匙	

做　法

1. 將羅勒葉、丁香粒和印度楝樹皮放進攪拌機中。
2. 再加入 1 茶匙丁香精油和 2 茶匙芝麻油。
3. 所有材料一起打碎，成糊狀即可，如此自製的天然抗菌草藥牙膏就完成了。

保 存 方 法

其中的藥草都有抗菌殺菌效果，但仍建議三個月內用完。平時存放於乾燥通風處。

尤加利牙齦按摩精油

尤加利精油具殺菌和消炎特性，可抑制口腔中的牙菌斑生長，緩解牙齦腫脹。且能活化組織、修復受損組織，防止牙齦萎縮。

材　　料

尤加利精油　2-3 滴
溫水　1-2 大匙
用來按摩牙齦的軟毛牙刷　1 支

使用方法

1. 將尤加利精油和水在碗中均勻混合。
2. 使用刷毛柔軟的牙刷，浸入稀釋的油中，也可將稀釋精油直接塗抹在牙齦上。
3. 接著用牙刷很輕柔地以畫圈的方式，按摩牙齦 2-3 分鐘。
4. 或可於使用牙線、牙間刷時沾取精油，對牙齦有很好的癒合效果。
5. 按摩後，用溫水漱口洗淨即可。
6. 可以天天做，以獲得最佳效果。

蘆薈漱口水

蘆薈能抗菌、消炎，緩和受損牙齦和促進細胞再生，常添加於牙線產品中。漱口水適合戴牙套、假牙、牙齦有傷口，以及其他不便刷牙時使用。

材　　料

蘆薈凝膠　1 大匙
溫開水　約 60ml

使用方法

1. 將蘆薈凝膠以及溫水調和均勻，做成蘆薈漱口水。
2. 喝一口蘆薈漱口水，之後漱口 1-2 分鐘，吐出來。再重複幾次直到漱口水用完。

保養

溫鹽水漱口防蛀牙

朋友認真護齒，確實做到牙刷隨身、飲食後立刻刷牙，就連做完月子也是隨即安排洗牙，平日早晚牙線、漱口水的好習慣更是從無間斷。如此勤力，竟然還是有蛀牙，實在令人費解！幸得良醫釋疑，我們徹底了解：蛀牙是人類最普遍的細菌性感染疾病，且會隨著年齡增長而惡化。並提到：幾乎每個人都會感染這些細菌，但有些人沒有蛀牙是因為有pH值呈弱鹼性的唾液，幫助維持口腔潔淨、清除進食後殘渣，沖刷掉積聚在齒間縫隙的食物顆粒。同時藉由唾液所含的鈣、磷礦物離子，進行再礦化、修復琺瑯質，阻止蛀牙繼續惡化。

然而，能夠抗菌、抑制、預防蛀牙的唾液，卻會因為年紀增長而逐漸分泌減少，使得蛀牙的風險增加，也常伴隨著口乾、口氣不好，出現老人味的現象。綜合以上所述，口腔中呈弱鹼性的唾液量越多，越能將引起齲齒的複雜微生物群以及它們產生的酸性物質漱洗乾淨，護齒的效果也就越好。

此刻，不禁想起古人養生、健齒之祕訣，尤重唾液，以及用溫鹽水漱口的潔牙習慣。使用具有天然消毒、殺菌功效的鹽水潔淨口腔、促進唾液分泌，以恢復口腔的pH值，形成減少細菌生存的鹼性環境。

漱口最好的時間，就是飲食後立刻進行。根據醫學研究指出，餐後三十分鐘內不要急著刷牙，因為口腔內含有食物殘渣，pH值往往偏酸性，牙齒表面軟化，刷牙反而會造成齒面磨損。所以，餐後先用溫鹽水漱口，待酸鹼值接近中性，唾液修補齒表琺瑯質後，再刷牙。

在此也需注意的是，現在許多人常為了美白、減重各種理由而持續飲用檸檬汁、酸醋等飲料，建議喝完酸性飲料後，一定要用溫鹽水漱口，以免造成酸蝕、蛀牙。

有時在外用餐，會在出門前先帶上一小撮鹽，或備置小罐溫鹽水，以便餐後漱口。如果有不方便取得溫鹽水時，記得練上「赤龍攪海」或「舌舐上顎」（參看一二五頁），也是很好的應變方法。

千百年的智慧真是要好好學習，祝福大家都有一口健康的牙齒。

溫鹽水漱口法

調製鹽水

材料	做法
攝氏 35 左右的溫開水　1 杯 天然鹽　1/2 茶匙（約 3g）	1. 準備一杯與口腔內溫度相近的溫開水，如此不會刺激牙齒和牙齦，以致感到緊張和敏感不適。 2. 在水中添加天然鹽，鹽分溶解後即可使用。

漱口方法

1 > 將溫鹽水含在口中，用兩頰和雙唇的力量，讓溫鹽水在口腔內上下前後左右的沖刷洗漱。

2 > 反覆地沖洗口腔各個部位，充分與整個口腔的牙齦、齒間、齒縫、齒面、舌頭、唇頰內的黏膜都全面接觸。

3 > 利用吸漱的力量，儘可能清除存留在牙齒的小凹陷的食物殘渣，達到清潔口腔的目的。

其他漱口方法

赤龍攪海

以舌頭在口腔內攪動，使分泌唾液的動作。飲食後，做這個動作，能夠清除食物殘渣，減少牙結石、牙垢、蛀牙，以及牙周病的發生。

1 › 舌頭從左側牙齦內側開始，順時針轉九圈。

2 › 再由右側牙齦內側開始，逆時針轉九圈。

3 › 舌頭從左側牙齦外側開始，順時針轉九圈。

4 › 再由右側牙齦外側開始，逆時針轉九圈。

5 › 將口腔內的唾液在牙齒、牙齦間來回吸漱多次後，分三口慢慢咽下。

舌舐上顎

這個動作，除了可增加唾液分泌、也可有效減輕因壓力緊張造成的咬牙切齒，牙關放鬆，能幫助齒列整齊、臉型漂亮。

1 › 舌尖輕輕抵在上門牙後面的牙齦處。

2 › 唾液汩汩湧出，潤澤齒齦後，分三口慢慢咽下

提醒　溫鹽水漱口、赤龍攪海以及舌舐上顎不能代替刷牙。

保養

晒太陽、叩齒補腎氣、固牙齒

老掉牙，多半用來描述陳舊過時的事物，如今是好好保養牙齒的提醒，以免變成自己的形容詞！

美國一項針對牙齒數量和壽命之間相關性的研究顯示，牙齒脫落是危及健康長壽的重要指標。同樣的，日本自一九八九年推行「八〇二〇護齒運動」，世界衛生組織於二〇一一年跟進，新北市也在二〇一五年開始推動八〇二〇計畫，都是在鼓勵高壽八十歲以上的長輩仍保有二十顆好牙齒，維持正常咀嚼功能和營養的吸收，才能享受良好的生活品質。

「齒健則身健，身健則長壽」的觀念，東、西方一致認同，也與中醫理論相符。根據《黃帝內經》記載：「齒為骨之餘」，而腎又主骨，可見齒、骨實出同源。健齒、固齒的關鍵就在於保護腎氣，是擁有一口好牙，鞏固健康的根本之道。

傳統中醫養生術，就有兩招既天然，又可補益腎氣、堅固牙齒的妙法：晒太陽、叩齒。

晒太陽補腎氣

陽光是人類生存必不可缺的能量。晒太陽的好處很多，除了已知日照可促進維生素D生成，強化牙齒骨骼的健康之外，也具有調節生理時鐘、產生幸福感等功效，並且是補充陽氣、固腎氣的最佳法寶！晒太陽的部位則著重在背部（包括後頸、肩、背、腰），背為陽，晒背通陽、活化督脈，可達到補陽氣、腎氣的目的。

平日午後，建議大家可外出散步約十五分鐘晒晒太陽。在家時可以使用瑜珈墊，趴著晒背約十五分鐘即可。冬日午後，在室內晒背，記得關好門窗以免受寒，時間可延長至一小時到腰背部感受到冬陽的溫煦熱力滲入、或鼻尖出汗即可。

總結身邊親友長輩和自己的心得，晒太陽和健康不老之間有著絕對的關聯。

叩齒固牙齒

叩齒的效果，自古即有藥王孫思邈，詩人蘇東坡、陸游，以及乾隆皇帝給了我們強而有力的驗證！而朋友父親的經歷，更是讓自己確信、力行不懈。七十多歲的長者出外旅遊，發生牙齒搖動、疼痛，咀嚼困難的情況。但因異地陌生，求醫不便，只得忍耐著待返鄉時再做診治。這段時間，立刻開始叩齒，初時一叩就痛，忍著痛繼續輕叩，慢慢地將叩齒頻率、次數增加，牙齒疼痛不適竟都減輕了！當回到家時，牙病已不藥而癒。

叩齒有類似咀嚼產生的刺激，可以振動牙髓及齒槽骨，使牙齒堅硬穩固，並改善牙齒和牙周組織的血液循環、增加血氧和營養供應、強化抵抗力和再生能力，保持口腔健康、減少齲齒、牙周病，防止牙齒脫落。

叩齒的動作很簡單，就是上下牙齒互相碰擊，力度依個人牙齒的承受度而定。晉代著名養生學家葛洪的《抱朴子》指出：「清晨叩齒三百過者，永不動搖。」可見晨起叩齒最為重要！

養成叩齒好習慣，除了有益牙齒健康，還能鍛鍊臉頰肌肉，有養顏駐容、氣色美麗的功效。

叩齒方法

❶ 早晨睡醒時，安靜、放鬆、有節奏的叩齒。
❷ 先叩後大牙、再叩前齒，各36次。
❸ 之後把口中唾液慢慢吞下，如此為一次叩齒。
❹ 每次能做10次最好，建議每天可於早、中、晚各叩齒10次。

Part 5

第　五　章

腸

改善便祕、脾胃虛弱、憂鬱

飲食

便祕／康普茶

「若要不老，腸中糞少。」簡單直白的一句話，清楚說明了腸道健康的重要性。實際參照高齡長輩們的生活經驗，的確是腸好人不老！

現代醫學研究證實：腸道不僅負責消化吸收，也是人體最大、最重要的免疫器官，且有腸道神經系統，故有「第二大腦」之稱。更新的發現是，在人體腸道內共生的億萬個微生物菌群可透過菌腸——腦軸（gut-brain axis）的雙向交流，影響身體各部位的功能、情緒和心理狀態。

因此，預防便祕、保持腸道年輕，可從飲食中增加發酵食物，補充腸內好菌做起。發酵食物是傳統飲食中的智慧結晶，近十年尤其受到重視，如知名的四川泡菜、豆腐乳、甜酒釀、東北酸白菜，到日本味噌、納豆、德國酸菜、乳酪等，全世界都見證了好菌的價值！除了豐富多元的發酵食物，還有一種發酵飲品——紅茶菌，也是保健腸道的好選擇。

二十多年前，第一次喝紅茶菌，是善於食療養生的楊阿姨口中的健康、美麗、青春泉源的「不老茶」！酸甜滋味有如檸檬紅茶，非常好喝。年逾古稀的楊阿姨活力充沛，凡事親力親為，不僅事業有成，還經常開著鮮紅色寶馬北上南下的為兒女們載送自家的發酵食飲，著實令人佩服！到了美國，才真正見識到紅茶菌全貌，其風靡的程度是超市買得到，朋友們也流行自釀。

乍見紅茶菌，茶湯上漂浮一層蒼白如異形的薄膜，驚覺是Kombucha「恐怖茶」！後得知中文譯名為康普茶，其半透明的菌膜，其實是菌母（SCOBY，Symbiotic Culture Of Bacteria and Yeast）、細菌、酵母菌的共生菌體。

康普茶的材料和做法都很簡單，是一種由紅茶、糖、菌母發酵而成，富含乳酸菌、酵母菌、醋酸菌等益生菌，以及維生素C、B、酵素、茶多酚的碳酸飲料。有益腸道健康、助排便，並能增強免疫力、抗氧化、排毒。經發酵的康普茶仍含有少量咖啡因，故有助提神、消除疲勞，但對咖啡因有不良反應者不宜飲用。

關於康普茶最早起源的說法很多，根據《康普茶聖典》（*The Big Book of*

Kombucha）一書指出，可追溯到兩千多年前的中國秦朝（公元前兩百二十一年），秦始皇可能是第一個製作和飲用康普茶的人。另在《細菌的世界》一書中，作者徐明達教授記載：「紅茶菌最早起源是我國東晉時期，原產於中國東北一帶，後來在俄國使用，一九七一年一位日本人在高加索看到很多長壽老人都喝這種飲料，因此把它帶回日本培養而出名。」在此暫不深究歷史，可以肯定的是康普茶的保健好處，如今在歐美是大受歡迎的氣泡茶飲！

莎拉
心廚房

康普茶

食材

飲用水　2000ml
紅茶包　5 個
〔或紅茶葉　5 大匙〕
有機二砂糖　1 杯（200g）
菌母（SCOBY）　1 個
之前做的康普茶　1 杯
廣口玻璃瓶　1 只
紗布、橡皮筋

Tip1 可購買市售康普茶自行培養菌母。

Tip2 康普茶在發酵過程中會產生有機酸，儲存容器使用玻璃材質較好。

Tip3 為防止雜菌汙染，務必洗淨雙手，或使用筷子、夾子接觸菌母。玻璃瓶洗淨後要再以熱開水消毒。

做法

1. 將水煮沸沖泡紅茶，濃淡依個人喜好調整浸泡時間。
2. 泡好的茶湯倒入玻璃瓶，加入二砂糖，甜度可自行調整。
3. 待涼，茶湯溫度降低至室溫即可，再將菌母、之前做的康普茶一起加入瓶中。
4. 用紗布蓋住瓶口，再用橡皮筋固定。
5. 放在無陽光直射的陰涼處，發酵 7-12 天，即可飲用。
6. 可保留菌膜（茶湯上漂浮的白膜）及部分康普茶，以製作新的康普茶。

提醒

❶ 發酵過程會產生酒精，有糖尿病症狀者請避免飲用。
❷ 有胃潰瘍、胃酸逆流症狀者，請謹慎飲用。
❸ 一開始請少量飲用，建議一天一杯。

飲食

脾胃虛弱／肉蓯蓉

依約探望長輩，不見端坐廳堂中的歡欣笑臉，卻見長輩一臉微汗、蒼白虛弱地在看護攙扶下，緩慢步出浴室，氣短乏力地直往床上倒下。看護說長輩使勁費力地掙扎排便，幾乎用盡力氣才解出一點點，真是累壞了！握著長輩冰涼的手，心疼地想著長輩自失去結縭逾一甲子的老伴後，數月來憂思傷心、飲食不進、消瘦羸弱的情況，已造成脾胃虛弱、排便困難了！

中醫認為胃主受納、脾主運化，脾胃是將食物養分轉化為氣血來供應人體臟腑、排出糟粕的重要臟器，乃後天之本。一旦脾胃失調，消化系統就會出問題，而因脾胃虛弱所引起的便祕，要先調理脾胃，從補血益氣做起。

事實上，這種氣血虧虛型的便祕，並非只發生在久病臥床、手術後、年長者的身上。現代人生活缺乏規律、久坐少動、情緒劇烈波動、飲食寒涼，都會使得腸道分泌黏液不足，導致糞便乾燥，加上大腸蠕動無力，排便困難，甚至祕結不通。此時，禁不起任何強力瀉下的藥物和方法，必須以溫和、可潤腸通便的食材補養，如肉蓯蓉，就是很好的選擇。

肉蓯蓉有「沙漠人參」之稱，別名地精，是列當科蓯蓉屬多年生的全寄生植物。肉蓯蓉寄生於沙漠中重要的固沙植物——生命力強悍的梭梭樹根部，莖幹無葉綠素、呈現黃褐色、葉子退化成鱗片，其圓柱形的肉質莖富含油脂，可入藥，是常用滋補藥材。肉蓯蓉性溫，味甘、鹹，入腎經及大腸經，具有補腎、益氣血的功效，最適合治療脾胃虛弱的便祕。肉蓯蓉之名，根據明朝李時珍《本草綱目．草之一．肉蓯蓉》的記載「此物補而不峻，故有從容之號。從容，和緩之貌」。同樣的，提出脾胃論的清代乾隆皇帝御醫黃元御，調治便祕時也多會使用藥性從容不迫、藥力和緩的肉蓯蓉，以免其他瀉藥傷正氣的副作用。

現代藥理研究顯示，肉蓯蓉含有豐富胺基酸、維生素、礦物質、微量元素和多醣體，除了具有潤腸通便、補腎強身的作用外，還能抗氧化、延緩衰老、增強記憶力，也能調整內分泌、促進代謝、提高免疫力。

肉蓯蓉生長於輕度鹽漬化的荒漠沙地，且生長週期長，前兩年都是在地下生長，第三年才會長出地面。每年四到六月，為肉蓯蓉的採收期。由於曾遭大量的採集盜挖，屬於瀕危保護植物，目前已於產地進行人工培育和種植，是非常難得的名貴中藥材。選購時最好到熟悉的中藥行，並以冰箱冷藏保存。

莎拉心廚房

肉蓯蓉粥

白米入肺經、大腸經，有助排便，用肉蓯蓉與白米所簡單熬煮的肉蓯蓉粥，非常適合體虛便祕的長輩食用，有助順利排便。

食材

肉蓯蓉　10-20g
白米　100g
水　1500-2000ml

做法一

1. 將肉蓯蓉以布袋包著。
2. 將布袋裝著的肉蓯蓉和白米、水一起直接煮粥。

做法二

1. 肉蓯蓉加約 500ml 的水煮 20 分鐘，濾藥汁，去藥渣。
2. 將藥汁加入白米煮粥即完成。

飲食

脾胃虛弱、憂鬱／艾椒桂小丸子

喜歡和長輩們在一起，聽他們談天說地聊人生，時有精彩、領會，必提筆寫下，為珍貴的生命故事做紀錄。長輩們走過風雨磨難，如今已是雲淡風輕、兒女成就，安享天年的時候。但偶而還是會有放不下的牽掛，想太多、憂思傷脾胃，導致氣結、胃腸不蠕動的便祕。一旦脾胃受損，也容易引起虛寒、溼氣重，出現消化不良、腹瀉的狀況，更會造成憂鬱、情緒低落、鬱鬱寡歡地提不起勁兒，對任何事都沒興趣。

長輩們時常聚聚，當遇到操心勞神、愁腸百結時，總能互相安慰、紓解心情，還可以分享經驗、給出解方。這是一個出自南懷瑾先生在《我說參同契》書中第五十四講所提及的祕方：「用桂圓肉一顆（新鮮的叫龍眼，乾的叫桂圓）、花椒六七顆，加上那個艾絨一同打爛，晚上睡覺的時候挑一點點，小指甲面那麼大，放在肚臍裡就行了。你不要小看我們的肚臍，肚臍會吸收的！」

的確，肚臍是嬰兒出生後，臍帶剪斷、脫落所留下的疤痕，也就是神闕穴，具有調理脾胃的功能。由於肚臍的皮層薄、易吸收特性，是養生保健的重要穴位。祕方中的花椒、桂圓肉都是天然抗憂鬱、緩解焦慮、治療情緒病，藥食兩用的好食材。

真是好巧，幾位長輩都在電視健康節目上看到，航太專家樓宇偉博士分享高齡八十六的父親，三年來不明原因地不斷拉肚子，造成爆瘦。後來，就是用南懷瑾先生治脾胃寒的三味藥——艾絨、花椒、桂圓肉磨成粉，外敷於肚臍，僅一週的時間就看到改善。

果然，長輩們躍躍欲試，邊搓著小丸子，邊念叨著「愛嬌貴」，就是要學著愛自己、嬌貴自己！陪在一旁的我跟著補充，長輩們要更多心疼自己、關注自己喔！

就讓我們按照書文所述，一起來製作艾椒桂小丸子吧！

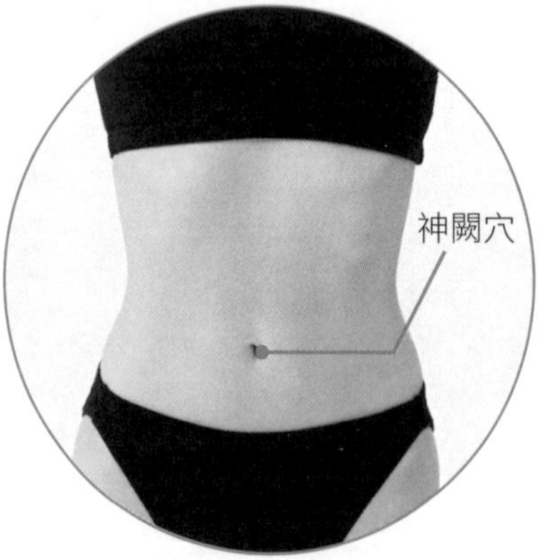

莎拉心廚房

艾椒桂小丸子

材料

艾絨、花椒、桂圓肉　1:1:1 三者等量
化妝棉（圓形或方形均可）
醫療用透氣膠布（易撕除、透氣、不傷皮膚）

準備

艾絨：艾葉經晒乾、切碎、挑選處理後，柔細如絨毛，是製作艾灸條的原料，可在中藥行購得。

花椒：在中藥行購買去除枝蒂、椒目（花椒籽）的花椒，再使用食物調理機將花椒打成細碎粉末備用。

桂圓肉：選用帶殼桂圓，現剝的桂圓肉柔軟、微有黏性，製作時比較容易搓揉成丸狀。先剝殼去核，將桂圓肉剪成細碎備用。

做法

1. 將備好的艾絨、花椒、桂圓肉，以等比例混合均勻後，捏揉成小指尖大小的丸狀。
2. 如果材料太乾燥，無法捏揉成形，可以加多些桂圓肉，如比例 1:1:2。
3. 可先備好一個月的分量（約 30 粒），裝在密封盒裡，便於取用。

使用方法

1. 臨睡前，躺下，將艾椒桂小丸子輕放在肚臍眼上。
2. 用化妝棉蓋好，再貼上透氣膠布，可避免翻身時掉落。
3. 晨起，取下艾椒桂小丸子，丟棄，不重複使用。
4. 貼敷一個月後觀察，便祕、腹瀉改善，情緒穩定、健康好轉後就可停止。

保養

吃土清腸

好友位居公司要職，幾次聚餐都是匆匆趕到，無精打采地吃不下飯。這回還是沒有食慾，大夥兒見她消瘦、臉色不好，各種關切、詢問、勸說輪番上場。急得好友一陣搶白，脫口說出「一肚子大便」的實情！

現代人生活緊張，不自覺地加快節奏、打起精神來追趕競爭。如此長期身處壓力之下，多數人會出現消化、排泄功能減緩及失調的生理反應。便祕，這難言的苦，自己也曾經受過。就在一次身心淨化課程中學習到「吃土」後，已不再是困擾。

我們吃的是bentonite clay，音譯為白土奶，中文譯名是膨潤土或皂土，取自與水混合後吸收大量水分並膨脹，形成柔細滑潤的糊狀，以及色白、具清潔效果等特質。

白土奶是一種由火山灰經數百萬年風化演變而成的黏土，以其主要產地在美國蒙大拿州本頓堡（Fort Benton, Montana）而得名。也因最早發現於法國蒙莫里永

（Montmorillon）地區，亦有蒙脫石（Montmorillonite）之稱。

關於人類「吃土」的歷史，最早的文字資料可遠溯至西元前六十年的羅馬，記載當時已知使用黏土來舒緩體表皮膚和體內胃腸道問題。據印度聖雄甘地所寫 *Nature Cure* 的推薦，便祕可使用黏土外敷下腹部和服用黏土來處理。根據普萊斯醫師（Dr. Weston A. Price）著作《體質大崩壞》（*Nutrition and Physical Degeneration*）中提及，至今安地斯山脈、中非和澳大利亞的原始部落，還是會以黏土補充礦物質、入藥、解毒，預防、治療各種疾病，尤其是腸道方面的護理。

有大自然「療癒黏土」之稱的白土奶帶有負離子電荷，而大多數毒素和重金屬都帶有正離子電荷。因此，飲用白土奶漿後，黏土會像海綿般地吸取毒素和雜質，其強大的吸附能力可以輕易去除腸壁上積聚的病毒、有害細菌、病原體、毒素、殺蟲劑和重金屬及體內的自由基，支持腸道益生菌，平衡身體的pH值，對促進消化、淨化腸道、排毒、排便有很大幫助。

每當季節轉換，我都會利用週末休息時淨化腸道。這段期間的三餐飲食會儘量保持清淡簡單並注意多喝水幫助排便。

對健康成人來說，體重（公斤）乘以三十到四十毫升，就是每天的建議喝水量。以一個五十公斤的成人來說，每天就要喝一千五百到兩千毫升的開水。

晨起空腹時飲用的白土奶漿，非常容易製作，也沒有特殊氣味，一般人都能接受。自己的體驗是，每次做完白土奶清腸後，都會感覺腹部柔軟、整個人輕鬆許多！

莎　拉
心廚房

白土奶漿

食　材

白土奶　1/2-1 茶匙（約 3-5g）
水　1 杯
玻璃罐　1 只

做　法

1. 先將白土奶和 1/3 杯的水倒入玻璃罐中。
2. 蓋緊瓶蓋後搖晃混和至均勻稠糊狀。
3. 再加入剩餘的水，搖晃均勻。
4. 可以立刻喝，但最好是保存一夜，待隔日晨起空腹時飲用。

提　醒

1. 要選擇適合內服的安全食用級黏土。
2. 喝白土奶一定要注意平日多喝水促進排便，水分不夠反而會便祕。或在水中添加洋車前子、亞麻仁子，也可幫助排便。
3. 製作白土奶漿時，不要使用金屬器具攪拌混合，金屬會削弱黏土的功效。
4. 孕婦、哺乳期婦女和兒童不建議服用白土奶。
5. 任何服用處方藥的人都應該諮詢專業醫護人員，以確保安全。
6. 服用藥物或營養補充劑之前、後兩小時內不要服用白土奶。

保養

好好吃飯促進腸胃蠕動

在《有機減重》書中分享了吃飯、喝粥之後的這些年，自己越來越能感受到好好吃飯帶來的影響和價值。也結識了幾位對米飯情有獨鍾，自詡為「飯桶」的朋友，大家互相交流經驗，每一段都是療癒的故事。

粥，就是單純地以性平無毒、不寒不熱、不溼不燥的白米加上清水，經過長時間熬煮之後，糊化成為口感白潤柔滑，分子細小，身體容易吸收的湯汁，是很適合人體的溫和補養品。因此，常常喝白米粥，三餐喝白米粥，自古以來就是極受推崇的食療保健之道。

健康評量中，有一項重要指標來自排便的狀態：包括排便時間、次數、分量、顏色、形態，以及氣味等，因為這些訊號直接反映出飲食內容和習慣。例如朋友和父親長期以來雖有便意，卻苦於排便時間過長、且量少，總有無法排便淨盡的感覺。檢查後得知是腸胃蠕動差所致，遍訪名醫、吃了一堆整腸利便的藥也無效。經中醫師協助，才發現不吃米飯、氣虛是主因。原來，父女倆都不吃晚餐、不吃米飯，女兒是為了瘦身，父親只求一夜安眠、防止胃食道逆流再犯。時日一久，不僅破壞了身體的規律，胃腸也無力蠕動。

現代人常見的腸胃蠕動差是腸道老化的先兆，多半起於饑飽無度、囫圇吞食。而逆轉、減齡的關鍵就在好好吃飯，恢復腸胃道功能。根據中醫理論，脾主肌肉，包括心肌、骨骼肌和中空、管狀器官如腸胃道的平滑肌。米飯甘甜入脾，不吃米飯會脾氣不足，進而肌肉無力，造成腸胃道蠕動差而排便不順。通常，好好吃飯一段時間後，腸胃蠕動情況自會改善。

好好吃飯的實踐重點在於「食飲有節」，根據《黃帝內經．素問》第一篇上古天真論中，黃帝的老師岐伯所言：吃飯、飲水都符合自然節氣、節奏，關注身體並懂得節制。

節氣：二十四節氣顯現出四季的變化、氣候與大自然的關係，以及季節轉變對人體氣血臟腑的影響。我們隨順著節氣吃當令、在地盛產的食物，不僅營養充足、能量更是加倍。

節奏：天地運行，循環往復。春生、夏長、秋收、冬藏是大自然的韻律、規則，人的一天、一年、一生亦是如此。配合生理時鐘在一飲一食中講究進食的時間、頻率，小口少量、細嚼慢嚥，品出滋味，顧好腸胃。

節制：吃飯要有自知之明，務必留出無干擾的時間、空間，自在放鬆的專心用餐，選擇適合腸胃的熱飲熟食，主食配菜七分飽即可，腸胃才能好好蠕動。

親友一起好好吃飯，用心地選米、挑鍋子，都練成了能用爐火直接炊飯的高手，享受米香四溢、金黃酥脆的鍋巴飯！眾人歸納心得發現，不但沒有因為吃主食而發胖，反倒是好好吃飯之後，腸胃舒服、滿足，連嘴饞、想吃零嘴的習慣也戒了！最新的好消息是，兩位長輩因跌倒、車禍的意外住院治療月餘，期間正常吃飯，都沒有因臥床而發生腸胃蠕動差、排便困難的狀況，且復原良好，真是最好的見證！

保養

蹲便器、敲打疏通大腸經

腸胃道非常細膩、敏感，會受到飲食、營養、睡眠、情緒，以及上廁所的時間和姿勢等各種因素影響。只有在一切保持規律、穩定時，排便才能順利完成。

隨著關注腸胃道健康，有「腸」識的人越來越多，對排便姿勢也有新的認識。一九九八年美國脊骨神經醫師、營養師——伯納德．詹森博士（Dr. Bernard Jensen）出版著作《詹森博士的腸道改善護理指南》（*Dr. Jensen's Guide To Better Bowel Care: A Complete Program for Tissue Cleansing through Bowel Management*），即清楚地指出：腸道最大的敵人之一，就是文明社會中稱為馬桶／坐便器的人體工學噩夢。繼之而來的是，二〇〇三年以色列醫師斯基若夫（Dov Sikirov）做了一項排便姿勢的比較研究後發現：相較於坐姿，蹲姿排便順暢乾淨且不費力。

其實，自從十八世紀後期發展出今日使用的抽水馬桶之前，「蹲姿」一直是人類最自然的排便姿勢。蹲姿排便時，身體的重量和大腿貼近腹部的壓力，都會促進腸道蠕動。同時，蹲姿的角度可以放鬆有控便功能的恥骨直腸肌，使肛門直腸的角度變大，腸道中的糞便得以完全排空。

然而，蹲下會造成膝蓋和髖關節受力較大，且蹲久了頭暈、腿腳痠麻，容易發生意外。對於不方便下蹲或不適合以蹲姿上廁所的人，變通方式是選擇較安全的坐式馬桶搭配矮凳／馬桶墊腳凳，一起使用。排便時，上半身微向前傾，兩手放在膝蓋上，雙腿打開有如蹲姿，並在腳下放置矮凳／馬桶墊腳凳，抬高雙腳，使膝蓋高於臀部，有助排便。

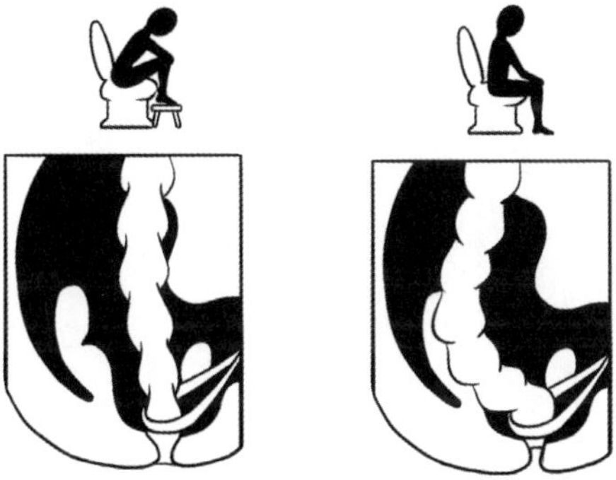

使用矮凳或馬桶墊腳凳，肛門直腸的角度會變大。

除了透過調整排便姿勢來促進腸胃蠕動，最好能夠養成固定在每日卯時（清晨五到七點）大腸經當令時上廁所的習慣。此時大腸經氣血最旺盛、是腸道最有力氣將糟粕、毒素代謝出去的時候。同時輔以按摩疏通大腸經，促進腸道蠕動，有最直接的通便效果。

敲打大腸經喚醒腸道蠕動

手陽明大腸經的經絡循行路線是由手走頭，起自食指端的商陽穴，沿著手臂前側往上經虎口、手腕、肘關節、肩膀上方再到鎖骨缺盆穴，在此分為兩條支脈。其一進入體內側與大腸連接；另一支脈則經頸部、面頰，進入下顎齒齦，再到鼻翼的迎香穴為止。

一、定時培養上廁所的便意：

由上而下輕敲大腸經，將左手前伸，大拇指朝上，右手握空拳從左上臂肩髃穴、經手肘曲池穴到手腕，整條經絡都要敲，敲三次。再換左手握空拳輕敲右臂三次。

二、排便不順暢時：

右手握空拳，由上往下敲打左臂肘關節以下的大腸經穴道：曲池穴、手三里穴到合谷穴，以疏通腸道。再換左手敲打右臂的大腸經穴道。次數不拘。

三、協助時常便祕的長者、小孩，順利排便：

用大拇指或食指、中指合併（也可使用刮痧板），稍微用力的由合谷穴、三間穴、二間穴，推按到食指端的商陽穴，直到通便。推完一手，再換一手。

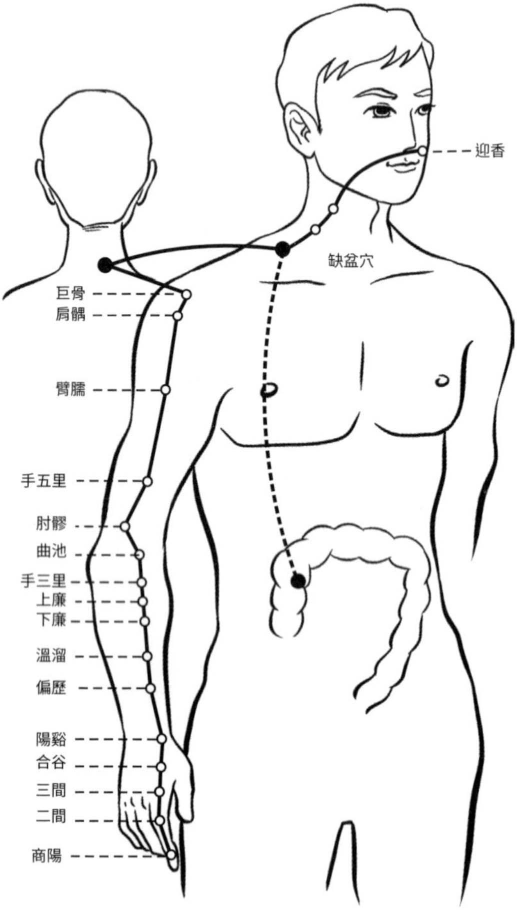
迎香
缺盆穴
巨骨
肩髃
臂臑
手五里
肘髎
曲池
手三里
上廉
下廉
溫溜
偏歷
陽谿
合谷
三間
二間
商陽

手陽明大腸經

Part 6

第　六　章

腦

改善失眠、失智、記憶力衰弱

飲食

失眠／紫蘇籽油

年初的一則驚人新聞，中央健保署統計，國人安眠藥的使用量越來越大，全臺用藥人口已經超過四百一十八萬人，處方藥物量更首度突破九億顆，幾乎每五個人就有一人正在服用安眠藥！

臨床指出，時差、考試、搬家、工作轉換、人際關係失和等因素，都有可能引起暫時或短期性的失眠。一旦壓力解除或改變生活習慣後，睡眠都會恢復正常。但是，若未能及時找出原因、適度調整而導致慢性失眠，長期處在難以入睡、睡不夠、睡不好的狀態，通常會造成白天疲憊、嗜睡、心神不集中、易怒、工作及學習效果不佳。

多項研究顯示，睡眠的開關——褪黑激素，是眼睛視網膜感應周圍環境中的光線刺激，傳遞訊號給大腦松果體所釋放的一種荷爾蒙。太陽西下、夜幕低垂時，褪黑激素升高，令人想睡覺。當清晨太陽升起時，褪黑激素分泌降低，人就清醒了。十九世紀末電燈發明之前，人類過著日出而作、日入而息的規律生活。然而，現代人大量使用人工照明和3C產品，加上接觸陽光不夠，使得人體的晝夜節律失調、睡眠紊亂。

營養學家根據英國牛津大學做出的實驗結果：Omega-3脂肪酸在體內的濃度與睡眠品質好壞成正比，提出可以由膳食營養來促進褪黑激素分泌，透過補充Omega-3多元不飽和脂肪酸，預防、緩解失眠，改善睡眠品質。富含Omega-3脂肪酸的食材很多，其中的紫蘇籽油是Omega-3比例最高的優質好油，對助眠、安眠非常有益！

紫蘇，又名赤蘇、香蘇、紅紫蘇，為唇形科紫蘇屬一年生草本，是常見的藥食兩用植物。紫蘇葉面呈綠色或紫紅色，也有兩面異色的品種，具獨特的芳香氣味。紫蘇的莖、葉可做菜、入藥，種籽富含油脂可榨油。紫蘇葉或稱蘇葉是一味中藥，具有鎮靜、安神的效果。以紫蘇種籽為原料提取的紫蘇籽油，油色透明、口感清爽有香氣。

冷壓初榨的紫蘇籽油，適合低溫烹煮或拌炒，不要高溫煎炸。建議每天攝取約一大匙（十到十五毫升）。

紫蘇油的吃法有許多：可與米飯、饅頭、麵包一起沾拌食用；或者製作成醬料如：添加到沙拉、冷盤、涼拌菜或調製成水餃、麵條的沾醬、拌料。也可以拿來提味增香，滴入熱粥、燉湯，或果汁、飲料中飲用。注意不建議空腹生飲。

對於時常需要長途飛行，有時差、睡不著的朋友，可以試試用乾燥的紫蘇葉煮水泡浴，記得留下一杯當成紫蘇葉茶喝，很快就會在熟悉的香氣中感到放鬆、舒服地入睡，祝福大家都能睡個好覺。

莎拉心廚房

紫蘇拌酪梨

食材

紫蘇葉　4-5 片
酪梨　1 顆
蒜蓉　1 茶匙（5g）
洋蔥末　1 茶匙（5g）
巴沙米克醋　1 茶匙
紫蘇籽油　1 茶匙
鹽　少許

準備

紫蘇葉　切細絲
酪梨　切小塊

做法

1. 先將酪梨塊放入碗中，再撒上紫蘇葉絲、蒜蓉、洋蔥末。
2. 接著淋上巴沙米克醋、紫蘇籽油。
3. 最後放入少許鹽調味，即可享用。

提醒

❶ 購買不透光玻璃小瓶裝的油，置於無陽光直射的陰涼乾燥處存放。
❷ 開封後請儘快食用，並放入冰箱保存，以保持油品新鮮和營養。
❸ 若以紫蘇籽油炒菜，最好是冷鍋冷油，或關火後拌入，儘量避免高溫過熱使用。

飲食

記憶力衰退／杏仁

大家都知道，吃堅果益智補腦，其中的杏仁對增強記憶力有非常大的幫助！一般市場上常見的Almond「美國大杏仁」或「加州杏仁果」，其實是扁桃的果仁，亦稱巴旦杏，是薔薇科桃亞屬扁桃種的木本植物，主要產地在美國、中國、中國新疆。多年前曾在Eataly超市初見小小橢圓形、表面長滿灰白色絨毛的扁桃果實，真的是毛多、肉少、味澀，而其果仁卻大且富含脂肪、營養，是補腦的超級食物！

根據一項針對杏仁與大腦認知功能相關的研究，杏仁不僅含有維生素E、葉酸、硒、錳、磷、鎂，還有具天然抗氧化功能的植化素，可保護大腦細胞不受到自由基的損害，以及omega-3多元不飽和脂肪酸，能延緩大腦衰退。另一重點是，杏仁可促進腦神經傳導物質乙醯膽鹼（acetylcholine）的生成，對於良好情緒、注意力集中和記憶力至關重要，能夠活化腦細胞、改善記憶，提升大腦的整體功能。

寫到杏仁的營養和好處，不禁想起，以前寄宿家庭的媽媽總會在早餐為我準備杏仁的美好心意。杏仁有多種吃法，可以研磨成杏仁奶、杏仁醬，或將杏仁碎粒撒在沙拉、米飯、披薩上食用。在此特別推薦，搭配具強化記憶力功效的香料——迷迭香、百里香、檸檬皮所製成的小點心，香烤杏仁。

迷迭香以能夠增進記憶力而知名，經英國研究證實，迷迭香的芳香對提升高齡者的記憶力的確有幫助。

百里香具有強效的抗氧化、抗菌、抗病毒特性，可活化大腦並幫助改善記憶力，也是一種極好的天然鎮靜劑、有助於安眠。

檸檬幫助精神集中、專注，帶來清晰的記憶力。一項日本實驗發現，檸檬氣味對認知功能有提升效果。

此道小點心，做法簡單，而且香脆可口、方便食用，平日可準備一些，當做零嘴食用，既健康又解饞。

莎拉心廚房

香烤杏仁

食材

去皮杏仁　2 杯
迷迭香　1 枝
百里香　2 枝
豬油　1 大匙
新鮮檸檬皮　1/2 茶匙
天然鹽　1/2 茶匙

準備

杏仁去皮

因為杏仁的棕色表皮中含有會阻礙身體吸收礦物質的植酸，以及會抑制消化道分泌酵素，使胃腸難以消化的酵素抑制劑。去皮也可消除杏仁的苦味。

1. 將杏仁倒入沸水中約 3-5 分鐘，取出之後放入冷水中浸泡。
2. 接著，只要用拇指和食指輕搓，杏仁表皮就會脫落。
3. 去完皮後晾乾備用。

做法

1. 鍋中加入豬油，以中大火加熱。
2. 將迷迭香和百里香放入熱油中炸至變脆後，取出並丟棄香草。
3. 將已去好皮的杏仁放入香草油鍋中，轉為中小火。
4. 持續攪拌，直到杏仁變金黃色並釋放出堅果的香氣。
5. 用漏勺從鍋中盛出杏仁，放入碗中瀝油。
6. 趁熱，撒上天然鹽以及檸檬皮，靜置入味。
7. 待稍冷卻後即可享用。

Tip1 若不吃豬油，可以草飼牛奶油或印度酥油取代豬油。

飲食

失智／甜菜根

自《有機美人》書中分享天然紅唇妙方甜菜根之後，如何讓營養的甜菜根更好吃、接受度更高，一直是自己學習的重點，也因此知道更多甜菜根的好處。從強化免疫力、抗氧化、抗發炎、防癌，到有助肝臟排毒，降低心臟病和高血壓的風險，增加心肺耐力並提高運動員整體表現。這麼多的健康功效之中，絕對值得再次推薦甜菜根的主因是——甜菜根能夠預防、減緩認知功能退化相關的失智和阿茲海默症、巴金森氏症的發生。

根據二〇一〇年美國維克森林大學（Wake Forest University）發表報告：甜菜根能夠增加大腦血流量，活化大腦。二〇一六年的研究指出，在體能訓練前喝甜菜根汁，可使老年人的大腦回春，改善神經可塑性，提升運動表現。因為甜菜根含有豐富的硝酸鹽，食用後口腔中的微生物作用會將之轉化為亞硝酸鹽，進入胃中再轉化為一氧化氮（NO）。一氧化氮會進入身體缺氧或需氧的區域，擴張血管、增加血液、氧氣的流動，而大腦則是身體對氧氣需求量最大的器官。繼而在二〇一八年美國化學學會（American Chemical Society）會議中也提出，甜菜根中所含甜菜苷（betanin）可降低百分之九十神經元的氧化傷害，將是防治、改善失智的新契機。

近年，超級食物甜菜根已在臺灣種植成功，主要產區在雲嘉地區，冬季為盛產期。除了常用於蔬果汁和沙拉生食之外，其實能夠提高甜菜根營養價值，加強養分吸收、增加腸道益菌，最好的方式是東歐傳統飲食中的發酵飲料甜菜根卡瓦斯（kvass），卡瓦斯即是俄語「酸飲料」之意，至今仍是俄羅斯、烏克蘭街頭很普遍的飲品，以及家常湯品羅宋湯（borscht）的基底。

甜菜根卡瓦斯的做法簡單，只需要甜菜根、鹽和水。也可依照傳統方式加入穀類、黑麥麵包、乳清、酸菜汁等幫助發酵，或加入香料有不同的變化。

另外也介紹一道以甜菜根做成的開胃菜，此道料理香甜可口沒有「土味」，熱食、冷盤都很好吃，也適合拌入蔬果汁、沙拉中食用。

現在，就讓我們動手來做甜菜根料理吧！

莎拉心廚房

甜菜根卡瓦斯

食材

有機甜菜根　2-3 顆
天然鹽　2 大匙（30g）
除氯淨水　2000ml
〔或煮沸放涼的白開水 2000ml〕
玻璃罐　1 只

準備

1. 甜菜根仔細洗刷乾淨，切去頭尾。
2. 不削皮，甜菜根的皮是乳酸菌的良好來源
3. 將甜菜根切成小丁。

做法

1. 將淨水倒入玻璃罐一半的位置，加入 2 大匙天然鹽。
2. 將切小丁的甜菜根放入罐中。
3. 將水加滿超過甜菜根。
4. 確認甜菜根完全浸泡在水中，蓋好瓶蓋。
5. 室溫發酵約 3-5 天，發酵完成要放進冰箱冷藏儲存。

甜菜根開胃菜

食　材

甜菜根　約 2 磅（約 900g）
紅糖　3 大匙（45g）
醋　3 大匙
水　1/4 杯
麵粉　1 大匙（15g）
肉桂粉　1/2 茶匙（2-3g）
肉荳蔻粉　1/4 茶匙（1g）
丁香粉　1/4 茶匙（1g）
奶油　2 大匙

準　備

將甜菜根去皮切薄片。

做　法

1. 將甜菜根放入鍋中，倒入足夠浸泡甜菜根的水。
2. 先開大火，煮沸後轉成中小火，蓋上鍋蓋，續煮大約 10 分鐘，煮到甜菜根軟化，可用筷子刺穿。取出備用。
3. 在鍋裡將紅糖、醋、水、麵粉、肉桂粉、肉荳蔻粉和丁香粉調拌均勻。
4. 加入煮軟備用的甜菜根和奶油，以中火加熱，必須不斷翻攪，直到煮沸。
5. 煮沸後再加熱約 1-2 分鐘，醬汁略微變稠即可。

提醒

❶ 料理、接觸甜菜根一定記得穿戴手套、圍裙。若手指、衣物上沾有紅漬，可以檸檬汁和鹽清除。
❷ 食用甜菜根後的尿液或糞便會呈粉紅色或紅色，請勿驚慌。
❸ 飲用甜菜根卡瓦斯請適量，每次以不超過1/2杯為宜。

保養

乾刷皮膚改善失眠

睡覺是健康的基礎，人類最重要、必需的生理行為。在睡眠中，大腦開始進行排毒、淨化、修復；然後於睡醒時再重新啟動。也就是說，一夜好眠對於大腦神經細胞的傳導聯繫、身體自然的生理時鐘，以及記憶力和學習都有巨大、直接的影響。

睡補，真的是天下第一大補！讓自己睡個好覺，從養成良好的睡眠習慣開始。

一、固定時間就寢、起床，保持晝夜節律正常，對新陳代謝、核心體溫（內臟、腦部）、皮質醇、褪黑激素的分泌都非常重要。

二、睡前兩小時，熄燈或調暗室內燈光，並將手機、平板電腦、電視等3C產品關機，以免藍光抑制大腦分泌褪黑激素。

三、臥室保持黑暗、涼爽，適合入睡的室溫為攝氏二十二到二十五度。有助於核心體溫降低約一到兩度，提升睡眠品質。

四、避免下午喝咖啡、茶等含咖啡因的提神飲料，以及睡前不吃宵夜、不飲酒助眠。酒精使人容易入睡，卻淺眠易醒，也會減少深層睡眠、大腦固化記憶的時間，造成記憶力衰退。

五、就寢前，安靜地聽音樂、做腹式呼吸、靜坐或乾刷皮膚、泡澡等，讓自己身心沉澱、放鬆，進入夢鄉。

現代人作息緊張、晝夜不分的生活方式，使得交感神經亢奮，而導致失眠。乾刷皮膚可以平衡自律神經、活化副交感神經、減少壓力荷爾蒙——皮質醇分泌，同時可促進血液循環與淋巴系統排毒，讓你睡得更好。是一種很好的助眠方式。

起源於五千多年前古印度阿育吠陀傳統醫學的乾刷皮膚，是在皮膚未沾水的情況下，以乾燥的毛刷輕刷皮膚的一種按摩方式，有平靜、促進睡眠的效果。

乾刷皮膚

首先，準備一把天然材質、軟硬適中的刷子，如：豬鬃刷或絲瓜絡。最好是一個帶有可拆卸長柄的刷子，用於背後、難以觸及的部位。

平時存放在通風乾燥處，不要放在浴室裡，避免因潮溼而易發黴。毛刷是個人清潔用品，不宜共用。毛刷每週至少清潔一次。

毛刷清潔步驟

❶在碗裡加水、滴入3到4滴茶樹精油（抗菌）。
❷水位高度只要到刷毛的一半即可。
❸將刷毛朝下放入水中，只弄溼刷毛，木頭保持乾燥！
❹將刷毛浸在水中，輕晃約1分鐘。
❺水倒掉，再加一次水、不加精油，再清洗一次。
❻毛刷洗好後，刷毛朝下放在一塊乾淨的毛巾上瀝水。
❼在陽光充足的地方晒乾或以吹風機吹乾，以免發黴。

乾刷皮膚步驟

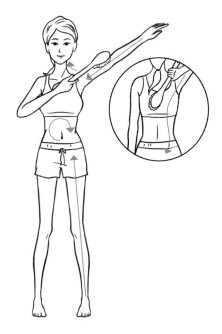

1 > 乾刷肌膚要像按摩一樣的輕柔緩和，轉圈刷、直刷皆可。由下往上、朝心臟方向進行乾刷。

2 > 先從腳開始，沿著腿向上刷至腰部周圍。

3 > 然後腹部則以順時針方向刷。

4 > 接著，從手開始，將手臂抬高，乾刷肩、頸部。

5 > 最後從背部開始，在臀部完成乾刷。

6 > 乾刷之後，再泡澡或淋浴，清洗皮膚上的老舊角質。

7 > 洗好澡，塗抹預先溫熱好的油或乳液來滋潤皮膚。

時間、次數

乾刷皮膚，需時約 5 到 15 分鐘。乾刷的時間、次數，依個人體質、膚況決定。

提醒

❶ 避開臉部、胸部、腋下等皮膚細嫩敏感部位。
❷ 有皮膚病、皮膚有傷口、日晒後脆弱的肌膚不進行乾刷。

保養

聽音樂救失智

我輩五年級生餐敘時的對話，從孩子大了、父母親走了，進展到討論該為自己買失智險還是長照險……等話題，結果個個一臉迷惘，無心舉箸。眼看著大家猶如掉進黑洞似的失落無助，我轉而分享腦神經科學教授、醫師奧利佛．薩克斯（Oliver Sacks）和音樂家鮑比．麥克菲林（Bobby McFerrin）共同參與拍攝的電影——《如夢幻音：沉睡的記憶》（*Alive Inside: A Story of Music & Memory*）。這是一部透過音樂喚醒失智老人記憶的紀錄片，證實音樂療法對失智患者的情緒、行為和生活品質都產生了驚人的正面影響。也相約再聚時，大家一起去聽音樂會！

隨著高齡人口劇增，臺灣已於二〇一八年達到世界衛生組織定義的「高齡社會」，患有失智症的人數比例也急速攀升。失智症不同於健忘，也不是正常的老化，而是大腦功能受損造成的疾病症候群，主要症狀是記憶力減退、認知障礙，逐漸失去自理能力，以致無法照顧自己或獨立生活。

失智，正有如世紀流行病一般快速蔓延，我們必須正視、認識，並找出可預防、改善、延緩的方法，維持大腦認知功能。

來自美國猶他大學（University of Utah）的一項臨床研究，發現音樂療法有助於緩解阿茲海默症患者的情緒焦慮和躁動行為，以及更多有關聽音樂改善失智症的好消息！報告指出，讓受試者聆聽對他們有特殊意義、熟悉的音樂片段，同時進行MRI掃描大腦，顯示出儘管失智症患者的語言和視覺記憶途徑早已受損，但是對音樂有情緒反應的大腦區域並沒有受到影響。

音樂有助延緩失智的症狀惡化並活化大腦功能和保留記憶的能力。對於與外在環境失去連結的患者而言，音樂是保持溝通、喚醒記憶、回到現實的好方法。負責此項計畫的杰夫・安德森（Jeff Anderson）教授表示：雖然音樂療法並非治癒阿茲海默症的靈藥，但確實可使症狀更易於控制，降低醫療護理成本和提高患者的生活品質。

二〇一四年《如夢幻音》紀錄片放映之後，美國非營利組織Music and Memory開始推廣透過數位技術將個性化音樂帶入老年人或弱者的生活，此計畫成功地推展至今，不僅培訓專業護理人員，也在美國、加拿大成立數百家由 Music and Memory 認證的照護機構，並且歡迎志工加入協助舉辦 iPod 捐贈活動、參與附近的認證機構服務，以及組織募款活動。對於擔心自己可能成為社會、家庭沉重負擔的我們來說，這真是一線曙光！

聽音樂可以活化大腦，因為音符和音符相互之間的結構、規律和節奏，使得大腦不只單一的在聽覺皮質部分接收聽覺刺激，也同時處理運動區域的節奏和邊緣系統的情緒感受，而與記憶相關的海馬迴、額葉皮層，隨時都在接收訊息、做判斷。所以一個完整的音樂體驗，等於是大腦的全面鍛鍊。

聽音樂的好處很多：減少焦慮、抑鬱、疼痛感，改善睡眠品質、情緒、記憶力，特別是聽到自己喜愛的音樂時，會釋放快樂荷爾蒙多巴胺，可提升專注力、認知功能，且延緩大腦老化。而欣賞現場音樂會或與他人共同演奏樂器，大腦會釋放催產素，促進人際互動、建立信任，產生情感聯結的歸屬感、幸福感。

然而，最重要的是，我們要專注聆聽音樂，為自己建立音樂資料庫，讓音樂強化大腦的神經可塑性。可以是和諧、優美的古典樂，也可以是時而興奮、時而輕柔的電影原聲音樂，或個人喜愛的流行樂曲，總之，多聽音樂可以保持大腦健康。

保養

寫書法預防記憶力衰退

朋友皺著眉頭，沮喪地說：「心裡想著待辦事項，站起來準備換衣服出門，才一轉身，就忘了自己要做什麼。難道真的是老糊塗、腦袋不管用了嗎？」

根據神經科學家指出，記憶力衰退和年齡增長之間並沒有直接、必然的關係！現代人常有健忘、記性不好的困擾，主因是睡眠不足，其次是工作太忙、注意力不集中。當然，過度使用3C產品，也對記憶力造成很大的負面影響。許多人工作時常一心多用，在電腦螢幕上瀏覽網頁、彈出視窗、連結，同時回覆郵件，並兼用手機各種APP傳送簡訊和通話。如此身兼數職執行多種任務，並且處理、過濾接收到的各種資訊，再好的腦袋也會混亂，出現漏接、超載等記憶力衰退的警訊。

此外，觸控螢幕可語音輸入、自動選字、建議相關字詞的便利，使得大腦無須思考、不用手寫，「提筆忘字」就自然成了大家的通病。開車也有GPS自動導航，不再需要記路、認路，以上種種使得大腦內的海馬迴無法發揮記憶、辨識及空間定位的功能，也是記憶力衰退的重要原因。

事實上，腦神經專家和醫師已證實，大腦有很強的恢復力和神經可塑性（neuroplasticity），可以經由學習新事物、不斷重複的刻意練習，養成新習慣、長出新的神經元，產生新的連結來增強腦力、提升記憶力。

近幾十年來，心理學家和神經科學家實驗的證據顯示，用手寫字時，手指的運用，可使末梢神經得到足夠的鍛鍊，增加血液流通，活化腦細胞。特別是大拇指可以刺激大腦感覺、運動區域，促進神經連結，有效活化大腦的記憶、思考和學習能力。實際諮詢、訪問書法老師和長年練習書法的長輩，一致肯定寫書法，就是強化記憶力的最好運動。

寫書法的好處

增強記憶力

寫書法從學習握筆開始，到運筆時依照文字的結構、順序，以不同的力道提、按，都需要大腦發出動作訊號到手部肌肉組織，訓練手部肌肉記憶，使其有很好的穩定性、協調度，才能把字寫出來。

練習書法的過程，必須天天臨摹書法家的經典之作，手寫的同時，也在訓練雙眼的觀察能力。讀碑帖、背帖，不僅是記憶字形、注重筆意，還要落實到寫字的實際動作，也藉此體會感受書法家揮毫當時的心境，這些全都能刺激腦部活動、深度學習、固化記憶。

養成專注力

人在書寫時，心念集中，全身之力透過腦、眼、手聚焦於筆尖，專注的狀態下，呼吸自然調勻、心跳變慢、腦波轉為α波（alpha波，平靜、專注的腦波）。此時人的意識清楚，身心安靜、放鬆，認知力提升，是最適合學習、思考的時候。

就如同著名的哈佛大學心理學教授——艾倫．蘭格（Ellen J. Langer）所提出的正念（mindfulness）。正念指保持覺知，活在當下，是一種「專注力」的培養，並藉由專注力，達到深度的放鬆與沉靜。寫書法時，聚精會神於筆尖、每一筆都觸達心神合一，是一個跟自己的心相處，以及修心的方式。

改善睡眠品質

書法是一種舒緩的全身運動，由手指、腕、肘、臂、肩，以及腰、背的共同協調動作完成。長期寫書法不僅有助新陳代謝、氣血流通，對於情緒也有平和、穩定的效果，使人容易入睡、享有一夜好眠。

Part 7

第　七　章

腿

改善虛寒怕冷、腿部無力、關節痠痛

飲食

虛寒怕冷／花椒

花椒，好熟悉、喜歡的香料！不僅因為祖籍在四川，更多來自母親善用、常用花椒的影響。米缸裡的花椒可防蟲、油壺裡的花椒可保鮮、碗櫃裡的花椒可除蟻。當遇上肚子疼、著涼之類的小不舒服，只要喝一碗花椒紅糖水或用花椒煮水泡腳，一切安然無恙。

花椒是產於中國的原生香料，藥食兩用的價值甚高，是芸香科花椒屬的灌木或小喬木的果實。主要產自四川、陝西、河南等省，其中以四川所生產的品質最好。而依產地的不同，有秦椒、川椒或蜀椒之稱。花椒品種繁多達數十種，一般食用的花椒，是花椒果實成熟後乾燥的紅色果皮，果實內的黑色種籽（椒目）也是一味藥材。明朝醫家李時珍對花椒相當推崇，在《本草綱目》指出：「椒，純陽之物，乃手足太陰，右腎命門氣分之藥。其味辛而麻，其氣溫以熱。……故能入肺散寒治咳嗽；入脾除溼治風寒溼痺、水腫瀉痢；入右腎補火，治陽衰溲數，足弱久痢諸症。」並記載：「花椒堅齒、烏髮、明目，久服好顏色，耐老、增年、健神。」也就是說，花椒味辛、性溫，歸脾、胃、腎經，可散寒除溼、溫中止痛、行氣利水，並且氣味馨香，有助唾液分泌、促進食慾、芳香健胃的功效。

自古以來，對花椒的讚頌多見於《詩經》，其中「椒聊之實，蕃衍盈升。」描述花椒樹結實纍纍，象徵子孫繁衍興盛。及至西漢，花椒成為建造皇后宮殿的材料，以花椒和泥、塗抹牆壁，取其溫暖、芳香的效果，故有「椒房」之稱。反觀我們現代人久坐少動，又常處於冷氣室中，加上許多人不注意保暖，經常穿著露腰、露腳踝，甚至膝蓋破洞褲等服裝，久而久之，導致身體虛寒、腰膝腿足特別怕冷！花椒就是非常適合用來調理養生的香料，推薦母親廚房裡常備的花椒麵、花椒油、花椒鹽，輕鬆搭配家常飲食，三餐溫養脾胃，身體健康。

首先，準備花椒。選購時，挑選顆粒均勻、表皮乾燥、色紅味香、開口籽（椒目）少、無雜質，品質好的花椒。花椒的等級，就是看所含椒目的比例，椒目多的，等級較差。自己的經驗是可以在中藥房買到品質很好的大紅袍花椒。乾燥的花椒，保存期很長，買回家之後只要裝入密封罐收藏，避免受潮、發黴腐爛，即可保持香氣藥力持久。

莎拉心廚房

花椒油

對於喜歡吃涼麵、涼拌菜、燙青菜的人，絕對是必備的調料，一定要滴些花椒油平衡食材的寒性。

食材

花椒粒　50g
茶籽油或花生油　300ml

做法一

1. 先將花椒粒入鍋炒香。
2. 接著倒入茶籽油或花生油等植物油約300ml，小火炒至有香氣。
3. 油溫沸騰起泡前就熄火（以免焦黑有苦味），撈掉花椒粒即可使用。

做法二

1. 先將炒或烤香的花椒粒裝入乾淨玻璃瓶中，約瓶身的一半。
2. 再取一小鍋，加熱適量的茶籽油或花生油至沸騰。
3. 然後將熱油倒進玻璃瓶約八分滿。
4. 稍冷卻後即可使用，或蓋上瓶蓋冷藏保存。

花椒麵

其實就是磨得很細的花椒粉，四川方言叫花椒麵。花椒麵的做法簡單，這種在使用前才磨成花椒粉末的方式，可保持新鮮香麻。通常，以胡椒粉調味處，都能用花椒麵替換。最經典的川菜麻婆豆腐裡，一定要撒些現磨的花椒麵，才算正宗夠味！其他不論是拌飯、拌麵或加入醬油、醋等調製成佐料、蘸汁，都既好吃又營養助消化。

做　　法

1. 將花椒粒放入鍋中乾炒，或以烤箱烘烤至有香氣。
2. 放涼後再用食物調理機或研磨機磨碎，即可使用。

花椒鹽

發揮花椒增香去味的功能，讓烹飪美食更簡單！記憶中母親用花椒鹽醃魚、醃牛肉、豬肉、雞腿都好香、好好吃，最懷念的是椒鹽烙餅、椒鹽芝麻烤餅。除了用作醃料，沾食調味也很可口！

食　　材

花椒、鹽　比例約為 3：1

做　　法

1. 把花椒放入炒鍋中，炒出香氣，關火。
2. 將適量的鹽放入鍋中和花椒一起拌勻。
3. 待冷卻後，將炒好的花椒、鹽一起放入食物處理機磨細後，即可使用。

提醒

❶ 孕婦、授乳期間，以及燥熱體質、便祕者，請避免食用。
❷ 花椒吃少可使血液流通，助消化，吃多卻會因為發散作用而耗氣，導致氣虛、免疫力下降。故以一次不超過七粒為上限。

飲食

腿部無力／核桃、栗子

核桃去乏力

自己深感幸運，從小到大，生命中遇見許多「奇人」，特別健康長壽的長輩！除了欣賞和佩服，更多的是把握機會跟長輩們請益求教，多聽多學之下，打好基礎，紮實練功。

初到美國時，曾短暫學習過西洋擊劍。第一堂課就見到這位神采翩翩，仙人一般的老師，面容沉靜、安然自若地解說課程內容，當進行示範雙腳步法的前後移動和躍步時，身手無比的輕靈快速，真是難以想像老師已年逾九十了！熟識後，得知老師飲食簡單，僅常以核桃補充營養。

核桃又名胡桃，屬胡桃科胡桃屬植物，是高大的落葉喬木的種子，中國和美國是最大產地。根據史料，西漢時由張騫自西域帶回。核桃仁營養豐富，有萬歲子、長壽果之稱。明朝醫家李時珍《本草綱目》記載，核桃仁性味甘、溫，可補腎強腰、筋柔骨健，有溫暖腰膝，去發冷、乏力等功效。

雲南之行，見識到核桃樹上掛滿了圓圓的青皮果子，必須等到成熟時，果皮才會裂開，露出又硬又皺的核桃殼。剝除綠色果皮過程中，會流出黑色汁液，因此當地叫賣新鮮核桃的小販們個個都手指烏黑，是核桃產季的特色。

核桃吃法很多，常見的椰棗夾核桃，就是好吃的滋補點心。自己喜歡的還是兒時母親常做，口味香濃滑潤的核桃酪。

栗子補元氣

每年一入秋，就盼著吃栗子！喜歡栗子，特別是熱呼呼的炒栗子，握在手心裡，溫暖驅寒。

栗子又稱板栗，是殼斗科栗屬高大喬木的種子。栗子成熟後，殼斗就會裂開四瓣如十字，通常內含三顆栗子，撿拾栗子時必須戴上手套，免得被尖針似的殼斗刺傷，只要兩手輕輕掰開，栗子輕鬆入袋。

清代名醫黃宮繡說：「栗，腎之果也，味鹹性溫，體重而實，故能入腎補氣。」有養胃健脾、補腎強腰膝等功效。《本草綱目》中對栗子滋補身體、補充元氣，也給予很高的評價。宋朝詩人蘇轍有詩曰：「老去自添腰腿病，山翁服栗舊傳方，客來為說晨興晚，三咽徐收白玉漿。」由此可見栗子營養滿分、口感甜潤，對腰腿膝腳的健康有極大助力。

寶島的栗子，產於嘉義縣中埔鄉，在北回歸線以南、海拔二百多公尺，是全世界緯度最低，產期較早的區域，每年盛產期從八月開始，直到十月。這兒的栗子不僅長得好，品質更是令人讚賞。一次採訪中，學到栗子達人林素育的分享，保存栗子鮮豔色澤與口感的私房祕訣：把去掉外殼、薄膜的栗子仁放進透明夾鏈袋內，然後裝滿水，再放進冰箱冷凍。如此就能夠長時間保鮮，即使冰凍一年，顏色還是鮮明的亮黃，風味也很好！

新鮮栗子買回家後，通風處晾幾天，外殼會因脫水而變軟，和緊縮的栗子果肉之間產生縫隙，較易去除。若是無法將絨毛似的薄膜去掉，可將栗子以沸水浸泡後，即可剝除盡淨。

栗子煮飯、熬粥，都是幫助腰腿長力氣的食療方，秋冬來臨時，煮一鍋好吃又補元氣的栗子飯吧！

莎拉心廚房

核桃酪

食材

核桃　300g
紅棗　100g
圓糯米　100g
水　800ml
冰糖或砂糖　50g（可依個人喜好增減）

準備

將核桃、紅棗、圓糯米洗淨、泡水靜置一夜。

做法

1. 紅棗用電鍋蒸熟後，去皮、去籽成棗泥。
2. 將糯米、核桃一起用食物處理機攪打成泥。
3. 將紅棗泥，與核桃、圓糯米泥、水全部放入鍋中。
4. 中火煮滾後，轉小火續煮15-20分鐘。
5. 拌入糖後，熄火，即可享用。

栗子粥

食材

粳米　200g
栗子　30g
水　2000ml

做法

做法簡易，將栗子、粳米、水，一起熬成粥糜即可。

栗子飯

食材

白米　量米杯 2 杯
栗子　10-15 顆
昆布　2-3 條
水量　米杯 2 杯
（米水等量與電鍋煮飯一樣）

更詳細的栗子飯做法，請掃 QR code 看教學影片。

醬油　1 茶匙
味醂　1 茶匙
米酒或清酒　2 大匙

準備

昆布：先將昆布浸泡在水中約 1 小時。

栗子：栗子整顆煮可能不易熟，可先將栗子蒸熟再加入米中煮，或將栗子切成小塊煮，也可使用市售的熟栗子。

做法

1. 米洗淨入鍋，放入栗子。
2. 倒入 2 杯昆布水。
3. 加入醬油、味醂和酒，攪拌均勻後，蓋上鍋蓋開始煮。
4. 煮好後，再悶約 15 鐘，拌勻即可食用。

提醒

❶ 核桃油脂多，有些人吃了會拉肚子，請適量食用。
❷ 脾胃不好、糖尿病者，栗子不可多吃，每日最好不要超過10顆。

飲食

關節痠痛／堅果膠原糊

街頭巧遇老友，開心輕鬆的模樣像中了大獎！原來是多年心願完成，為父母買屋換屋，住進有電梯的華廈，再也不擔心爬樓梯了！

關節痛，似乎已成為中老年人普遍的困擾。最常發生在膝蓋等承重關節，不僅會因天氣變化而感到關節卡卡、僵硬無力、痠痛等不適，也可能造成活動能力和範圍受到限制。造成的原因可能有：年齡增長、運動過度、外傷、體重過重、營養不均衡等，導致關節軟骨出現退化、磨損變薄，上下骨骼之間摩擦所引起。

關節痠痛可透過改變生活習慣來達到有效控制、改善，如減重：可減少膝蓋的承受壓力和膝關節軟骨的耗損；同時搭配肌力訓練、保暖、熱敷、穿護膝、穿柔軟適合的平底鞋等輔助療法，並避免久坐、翹腳或站三七步等姿勢。

飲食方面，增加抗發炎食物，如十字花科蔬菜、蒜頭、洋蔥、芹菜、奇異果、甜椒，以及吃富含Omega-3脂肪酸的深海魚和魚油，多喝骨頭湯補充可組成膠原蛋白的甘胺酸、脯胺酸，並避免精緻碳水化合物和含糖的碳酸飲料。

在此推薦一道製作簡易的天然保健品——堅果膠原糊，利用各種具護膝效果的天然食材製作，包括：

南瓜籽：富含α-亞油酸（ALA），是一種具有抗炎作用的Omega-3脂肪酸，非常適合緩解所有類型的關節痛。它含有鐵、錳、鎂、鋅、銅等必需礦物質，錳可促進良好的血液循環，而鋅、鐵可增加骨骼彈性，這使南瓜籽成為支撐關節健康和預防疼痛的絕佳食品。

亞麻仁籽：亞麻仁籽也有大量的α-亞油酸，還有維生素B_1，和銅、錳、鎂、磷、硒。亞麻仁籽含豐富纖維和抗氧化作用的多酚，有助消炎。

白芝麻：芝麻的銅含量很高，可有效減少發炎、腫脹和疼痛，且含有對骨骼健康至關重要的鈣和鋅，以及錳、鎂、磷、鐵、鉬和硒。

葡萄乾：日晒葡萄乾富含多種維生素和礦物質，包括維生素C、D、K和維生素B群，還有鐵、鋅、鈉、鉀、鎂和錳，營養價值完整。葡萄皮中所含的白藜蘆醇，是一種強大的抗氧化劑。

明膠（吉利丁）：明膠是一種親水性蛋白質，為膠原蛋白經加熱後變化的產物，可作為食品增稠劑。主要來自於雞、豬、牛、羊等禽、畜產動物之皮膚、骨頭、韌帶、肌腱等結締組織。有助合成膠原蛋白，強化骨骼和軟骨，保護關節並防止磨損。

蜂蜜：蜂蜜抗氧化、抗發炎，並具有天然的防腐功能，含有多種礦物質和維生素，包括鈣、銅、鐵、鎂、錳、磷、鉀、鈉、鋅和維生素B群，是天然甜味來源。

莎拉心廚房

堅果膠原糊

一天吃兩次堅果膠原糊，每天的早餐和午餐之前，食用1茶匙堅果膠原糊，有助膝蓋強壯、骨骼和關節健康。

食料

南瓜籽　40g
亞麻仁籽　8 大匙（120g）
白芝麻　4 大匙（60g）
葡萄乾　3 大匙（45g）
明膠　2 大匙（30g）
蜂蜜　200g

做法

1. 將所有材料放入食物調理機中，攪拌直至均勻無顆粒、無結塊，約需 10 分鐘。
2. 倒入乾燥潔淨的密封容器中，置於冰箱中冷藏，食用時取出。

保養

雙腿肌力運動

住家樓下的乒乓球教室開幕，熟識的鄰居們紛紛參加教練課程，目標一致在練腿力。大家都有同感，也是照顧年邁雙親的經驗，趁著體力還行，一定要積極養肌肉、訓練肌力。

從生理學角度來看，人體的肌肉系統分為：心肌、平滑肌與骨骼肌三種。心肌是心臟的肌肉，平滑肌分布於血管壁及內臟胃、腸等處。而一般所稱的肌肉就是骨骼肌，多分布於軀幹、四肢，使身體能夠靈活運動。骨骼肌主要集中在下肢、雙腿部位，因此，鍛鍊雙腿不僅可促進血液循環、強化下半身肌肉、穩定膝關節，還有抗衰老的功效。

事實上，並非只有年長者會感到腳軟、雙腿無力。現代人久坐、缺乏運動和營養不均，都是肌肉流失年輕化的原因。根據醫學研究指出，三十歲後肌肉開始流失，不運動者的肌肉流失、肌力衰退速度則是更快！肌肉流失會造成體力減退，基礎代謝的速度下降，導致肥胖以及各種慢性疾病，骨骼、關節的負擔也會加重。

預防體能衰退的最好方法，就是鍛鍊雙腿肌肉。肌力訓練能夠有效增加肌肉量、減緩肌肉流失，踮腳尖、坐姿抬腿抱膝、弓箭步、金雞獨立都是能維持並增加肌肉量的動作。

踮腳尖

1 > 身體站直，雙手向上伸展，從頭到腳保持一直線。

2 > 踮起腳尖，用腳尖站立，每次保持 3-5 秒。

3 > 放下腳跟回到原姿勢。

4 > 每天做 30 次，可分 3 次做。

※ 體力虛弱者，可以扶著椅背做踮腳尖動作。

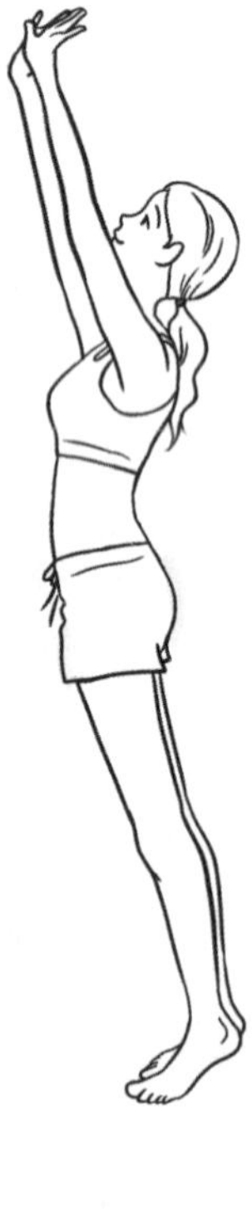

坐姿抬腿抱膝

1 › 坐在椅子上，抬起右腿伸直，腳尖翹起使小腿肌肉有緊繃感。

2 › 再將右腳膝關節彎曲，把右膝抱在胸前約 1 分鐘後放下。

3 › 左右交換，再抬左腿、抱左膝，重複做 10 次，每天進行 1-3 回。

※ 膝關節不適者，只要在能力範圍內慢慢地抬起腿，腳尖翹起使小腿肌肉有緊繃感即可，不要抱膝。抬起大腿的動作約做 10 次，再換邊即可。

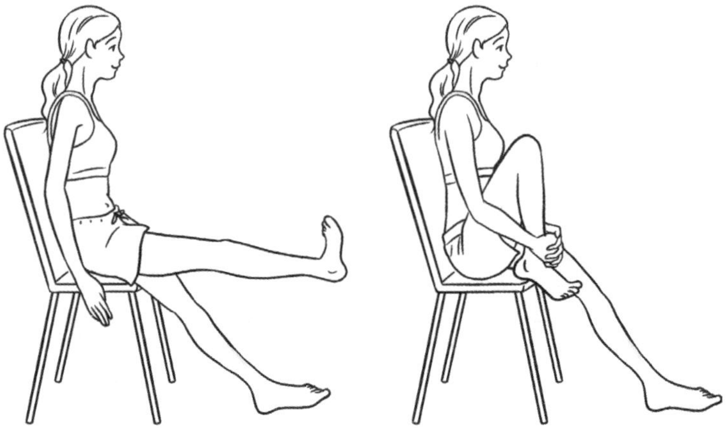

弓箭步

1 > 雙手插腰，雙腳打開與肩同寬，右腳往前跨一大步。

2 > 雙腳站穩後垂直下蹲，左腳膝蓋往地面彎下，右腳的小腿儘可能保持與地面垂直。

3 > 右膝不超過腳尖，維持 5 秒。

4 > 起來時上半身保持與地面垂直，回到原先站姿。

5 > 換腳。

※ 下蹲時後腳膝蓋不觸地，要放慢動作，避免後腳膝蓋撞擊地面，造成傷害。

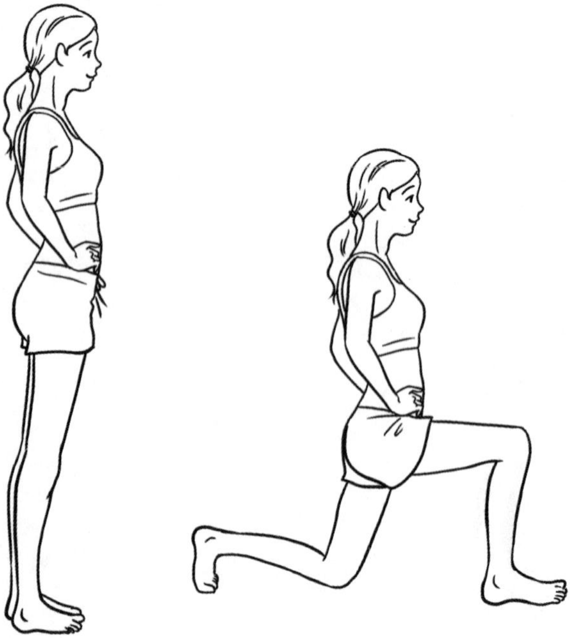

金雞獨立

1 › 雙手左右平舉至與肩同高，抬起右腳，膝蓋彎曲。

2 › 身體保持直立，收下巴、吐氣，靠腹肌的力量，儘量抬高右膝至靠近腰部。

3 › 將腳尖翹起，拉伸小腿肌肉有緊繃感。

4 › 然後改換腳尖下壓，加強小腿前側肌肉出力。

5 › 重複腳尖翹起、下壓的動作10次後，即可換腳。

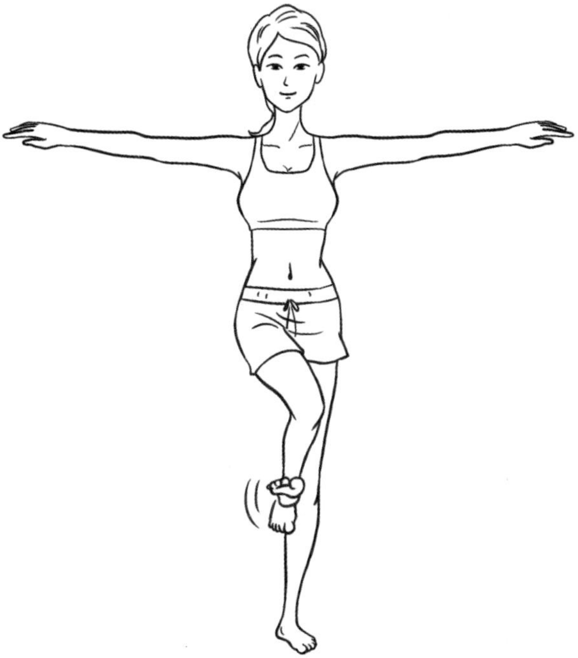

保養

保暖

十年了，堅持著認真做的功課就是保暖。自己經歷過身體虛寒，腰膝腿足怕冷的苦與難耐，深知諸病從寒起，體寒是萬病之源！

保暖，並非只在冬天！其實，夏天最熱，也最容易受寒。溽暑長夏裡，人體是外熱內寒，此時喜暖惡寒的脾胃比較虛弱，特別怕生冷。如果貪涼，吃太多冰冷，或吹太多空調，都會耗損陽氣、傷害脾胃，及時喝些熱薑茶或花椒紅糖水調理，可減少積累成內寒。所以無論冬夏，一定要養成保暖的好習慣。

如今，空調無處不在，冷氣、涼風都吹得厲害！保暖的標準，按照《黃帝內經・素問・四氣調神大論篇》記載：「冬三月，此謂閉藏。……去寒就溫，無泄皮膚，使氣亟奪，此冬氣之應，養藏之道也。」提到「去寒就溫，無泄皮膚」，清楚指出，保暖，就是身有微微發熱感、不要出汗，也不要衣著暴露。

人體禦寒的第一道防線是足太陽膀胱經，從頭到腳貫穿全身，主要分布於背部，且背部的俞穴內應五臟六腑，是全身最長、最大的經絡。因此，膀胱經循行所經之背

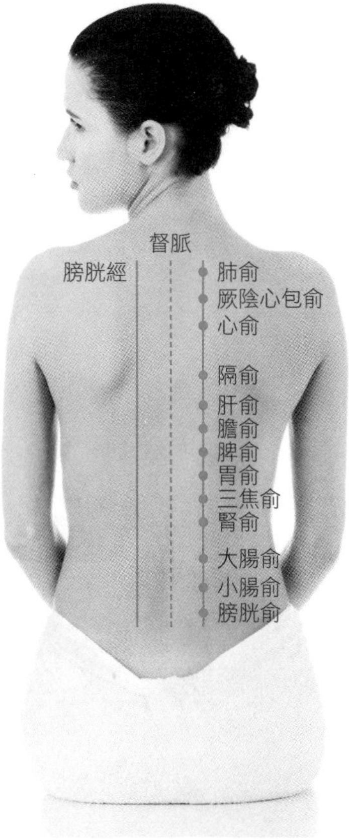

@B-D-S Piotr Marcinski/ Shutterstock

部，是保暖重要部位。首先，脖子要護住，頭頸相連處的氣血薄弱，又有風池、風府、翳風三個穴位，最容易受風寒。所以脖子一定要圍圍巾保暖，抵擋風寒。最好是隨身備有披肩，除保暖脖頸也保護好肩胛骨、胸和腰背等處。

中醫認為「寒從足下生」，陰寒性質的東西，偏於沉重、下降。即使在有暖氣的空間，熱的空氣也是往上，寒氣都在下面。因此，要特別注意下半身，雙腿、膝、腳的保暖。膝關節是人體關節最脆弱、容易氣血不足的部位。平時我們身體並不覺得冷，而膝蓋往往是涼的。很多人受了風寒，出現腰腿疼痛之前，都是先有膝關節發冷的現象。這時候善用熱源，使用吹風機或熱水袋溫敷大腿前側、股四頭肌隆起處的伏兔穴，都能有很好的改善。平日穿著儘量以溫暖的褲裝或過膝裙為宜，並於坐下時用衣物或毯子為膝蓋保暖。

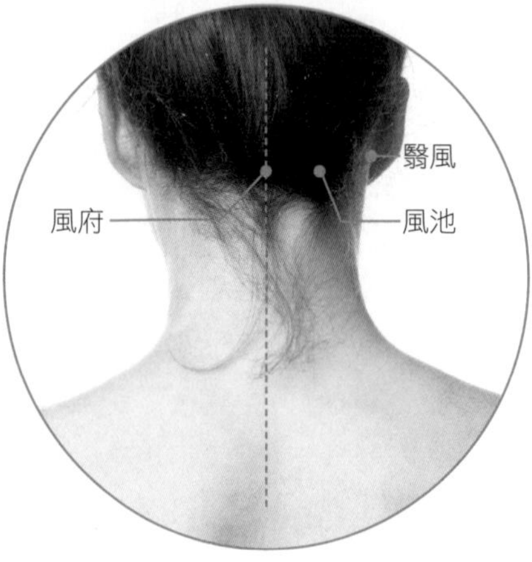

當然，各種保暖養生的方法中，對雙足最好的照顧就是養成每晚熱水泡腳的習慣，一如《有機美人》書中分享過的「要想不老，天天泡腳」。同時搭配穿上襪子，延長泡腳排寒、溫暖雙足的效果！然而，現在流行裸露腳踝，覺得不穿襪子比較好看，只是穿八分褲、小短襪，露出腳脖子的代價有點大！因為腳踝周圍缺乏肌肉、皮下脂肪少，體溫容易下降，導致新陳代謝變慢、氣血循環減緩，不僅容易感冒，還可能引起肩膀僵硬、關節炎、腰腿痛等症狀。當腳踝溫暖時，有助氣血流通，促進全身細胞代謝，皮膚氣色與健康狀況，都會有相當的提升。

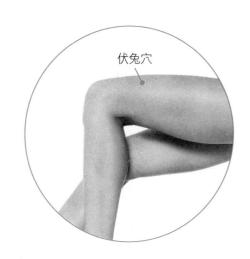

多年來，重新練習穿襪子，養成睡覺時也穿襪子保暖的習慣，體驗到的好處真多！我時常泡完腳，徹底擦乾後，會先穿一雙天然紅染的五趾蠶絲襪，讓代表溫暖的紅色為雙腳保持熱度。蠶絲吸汗透氣的特質，加上五趾襪的保暖性，可以護住我們腳

部內側的重要穴位，如脾經原穴太白、肝經原穴太衝、腎經原穴太溪，還有肝腎脾的交會穴三陰交。然後再加穿兩三雙棉襪，整個腳暖呼呼的，人也感覺著舒服。

做好保暖的最大變化是，大腿瘦了、膝蓋的不適、小腿的浮腫都消失了！

現在出門，包裡隨時帶著各式裝備，圍巾、披肩、襪子、小艾灸爐，仔細護住脖子、腰背、膝蓋、腳踝，才能安心工作、吃飯、玩樂。

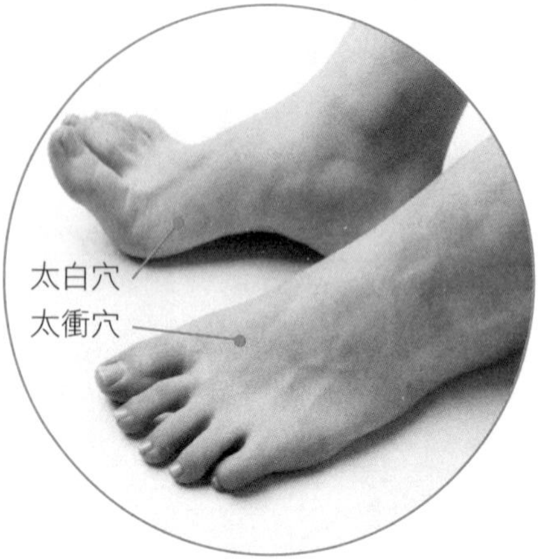

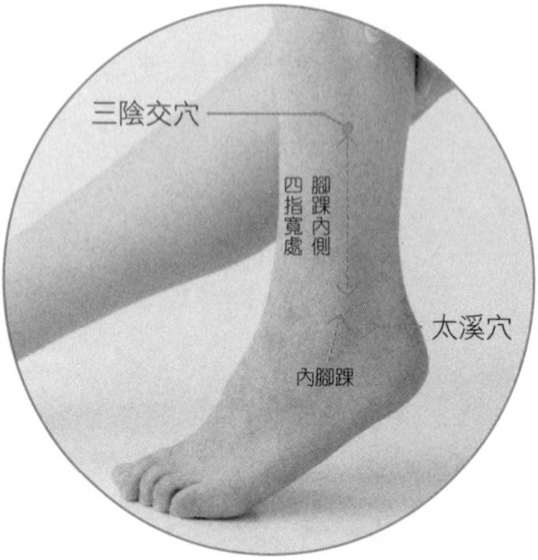

保養

花生油按摩

在親友圈中分享吃油、用油的各項養生和保健好處多年，大家一起體驗、回饋心得，不僅增進油品知識，更能深入瞭解各種好油的效果。十一月份接受雜誌邀訪關於臺灣在地植物油的運用，心裡立刻想要介紹的就是花生油！

花生，又名落花生、落生、番豆、土豆，是雙子葉植物綱豆科落花生屬的一年生草本植物，主要產地分布於雲林、彰化及嘉義等地區，產季為每年春、秋兩次收成。花生的營養好、含油量高，具補益延年之效，故有「長生果」之稱。花生可直接食用或是榨油，低溫冷壓工法的初榨花生油，色澤淡黃透亮、氣味清香甘甜。選購新鮮的冷榨花生油只要放在陰涼、乾爽的避光處，可保存一年。

初榨花生油含有豐富的植物固醇；多酚類強效抗氧化物質白藜蘆醇，以及維生素A、B群、E以及大量的鋅、鈣、磷、鐵等微量元素。當外用、塗抹在皮膚上按摩時，花生油透過皮膚吸收，可以減少發炎和僵硬，有助緩解關節和肌肉疼痛。

用花生油按摩？是的！

花生油能預防、療癒關節炎？是的！

這位大力推薦使用花生油按摩的艾德格．凱西（Edgar Cayce, 1877-1945）是美國著名的先知、預言家、靈性療癒師，他以能夠在禱告後的出神狀態下給人診病而聞名。對於花生油和關節炎這個主題，他曾發表過兩句常被世人引用的話：「花生油是神經和肌肉力量的食物」、「那些願意每週做花生油按摩的人永遠不必擔心關節炎」！艾德格．凱西說：「用花生油按摩——是的，花生油的成分組合可以通過身體的吸收和傳導，增進體表循環、皮膚彈性，以及使皮膚、肌肉、神經和肌腱更協調合一，強化全身。」

於是，苦於關節炎一發作，就手不能握筆，腳不能穿鞋、無法走路的友人，立即開始使用花生油按摩手腳四肢和身體，讓花生油幫助皮膚表皮層進行新陳代謝、排毒，保持良好循環，如此就不會積累毒素，引起關節發炎、疼痛。友人的關節炎得到很好的改善，這讓我信心大增！

自己因為長期穿高跟鞋導致右腳大拇趾關節疼痛腫脹，可能已有拇趾外翻的現象，困擾不已。像是找到解藥一般，每晚泡完腳後，就用隔水溫熱的花生油按摩雙腳，特別輕柔地按摩大拇趾關節附近的痛點，活血、促進循環，按摩完後穿上襪子保暖，也防滑、防油漬沾染衣物。

真的好有效！花生油按摩幾次後，就不痛了！大拇趾根部腫脹處也消除。

為了遠離疼痛、遠離關節炎，養成天天以花生油按摩雙腿的習慣，除此之外，我每週至少會用花生油做一次全身按摩。只要準備兩大匙花生油，就足夠進行全身完整的按摩。

花生油按摩這麼好用又有效，希望能幫助大家解除各種關節發炎所引起的痠痛與不適。

哪裡買

在此分享各種可信賴的食材與品牌資訊，讓大家得以認識「莎拉心廚房」美味又健康的幕後功臣。

米

臺灣自產，來自池上的多力米相當值得推薦，在各地農會都有販售。

草藥

蕁麻葉、馬尾草、辣木葉粉、葛粉等草藥，可以在「英國草本鋪」以及「女巫藥草」購得。（英國草本鋪：https://soherb.com/、女巫藥草：http://www.boxberrystreet.com.tw）

香料

薑黃粉、花椒等，可以在英國草本鋪或超市、中藥房購得。

花生油

細粒籽油工房的花生油為本土自然農法採收，林記順發以製造油品起家，品牌經營已超過半世紀，花生油也相當值得信賴。（細粒籽油工房：https://www.fineseedoil.com.tw/、林記順發：https://www.shunfa-oil.com/）

辣木籽油

綠藤生機的奇蹟辣木油，不但品質良好，還可幫助迦納的辣木小農。（綠藤生機：https://www.greenvines.com.tw/）

紫蘇籽油

我自己喜歡「金椿茶油工坊」或者「油豐」的紫蘇籽油，價格公道、品質穩定。（金椿茶油工坊：http://www.dr-oil.com/、油豐：https://www.oilfull.com.tw/）

蛋	建議大家購買非籠雞，人道飼養的雞舍所生產的雞蛋，比如苗栗五湖畜牧場所產的人道蛋，他們是第一家通過「人道飼養認證」的蛋雞畜牧場。
牛奶	位於臺東初鹿牧場的乳品，牧草區及放牧區高達四十五公頃，乳牛有充分的運動場所，產出鮮乳品質自然良好。（初鹿牧場：http://www.chuluranch.com.tw/）
骨頭	無藥物飼養管理的自然豬與堅持不打抗生素的三九食品，是可以信賴的品牌。（自然豬：http://www.naturalmeat.com.tw/、三九食品：https://www.sjpork.com.tw/）
精油與純露	可在法國有機品牌芳療家（Florihana）購買。（芳療家：https://www.aromahealer.net/）
白土奶	可在「臺灣琉璃光養生世界雜誌社」購得。（地址：臺北市和平東路二段一〇七巷十二之一號一樓；電話：〇二－二三二五五五七八。）
Ghee 印度澄清奶油	可在印度食材專賣店或超市異國食材區購得。
海帶、海苔	推薦臺灣本土品牌高仰三的有機海苔。（高仰三：https://www.gaoyangsan.com/）

Life系列 044

有機不老：優雅、無病、享天年的天然保養妙方

作　　者—向學文
主　　編—陳信宏
責任編輯—王瓊苹
責任企劃—吳美瑤
美術設計—行人設計
內頁排版—執筆者
插　　畫—黎宇珠

董 事 長—趙政岷
出 版 者—時報文化出版企業股份有限公司
一〇八〇三台北市和平西路三段二四〇號三樓
發行專線—（〇二）二三〇六—六八四二
讀者服務專線—〇八〇〇—二三一—七〇五
（〇二）二三〇四—七一〇三
讀者服務傳真—（〇二）二三〇四—六八五八
郵撥—一九三四四七二四時報文化出版公司
信箱—一〇八九九臺北華江橋郵局第九九信箱

時報悅讀網—http://www.readingtimes.com.tw
電子郵件信箱—newlife@readingtimes.com.tw
時報出版愛讀者—http://www.facebook.com/readingtimes.2
法律顧問—理律法律事務所　陳長文律師、李念祖律師
印　　刷—勁達印刷有限公司
初版一刷—二〇二〇年二月二十一日
定價—新臺幣三五〇元

時報文化出版公司成立於一九七五年，
並於一九九九年股票上櫃公開發行，於二〇〇八年脫離中時集團非屬旺中，
以「尊重智慧與創意的文化事業」為信念。

有機不老：優雅、無病、享天年的天然保養妙方／向學文著. -- 初版. -- 臺北市：時報文化, 2020.02
面；　公分. -- (Life系列；44)
ISBN 978-957-13-8088-9(平裝)

1.食療 2.養生 3.健康法

418.91　　　109000699

ISBN 978-957-13-8088-9
Printed in Taiwan